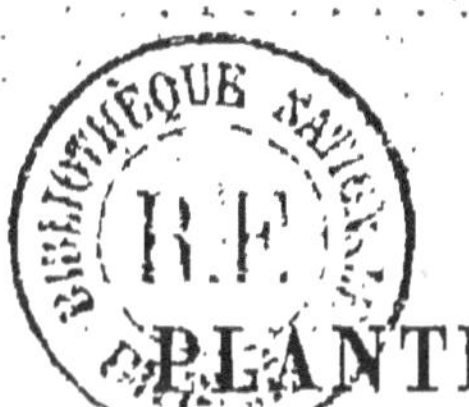

MANUEL

DES

PLANTES MÉDICINALES

COLONIALES ET EXOTIQUES

MANUEL

DES

PLANTES MÉDICINALES

COLONIALES ET EXOTIQUES

PAR

H. BOCQUILLON-LIMOUSIN

DOCTEUR EN PHARMACIE, PHARMACIEN DE 1re CLASSE
LAURÉAT MÉDAILLE D'OR DE L'ÉCOLE DE PHARMACIE
MEMBRE DES SOCIÉTÉS DE PHARMACIE ET DE THÉRAPEUTIQUE

INTRODUCTION

PAR

M. Em. PERROT

PROFESSEUR DE MATIÈRE MÉDICALE
A L'ÉCOLE SUPÉRIEURE DE PHARMACIE DE PARIS

PARIS

LIBRAIRIE J.-B. BAILLIÈRE ET FILS

Rue Hautefeuille, 19, près du boulevard Saint-Germain.

1905

INTRODUCTION

Dans ce petit livre sur les plantes médicinales coloniales et exotiques, M. H. Bocquillon-Limousin a groupé une série de notes sur l'origine, la composition et les usages d'un certain nombre de drogues végétales appartenant pour la plupart à la flore tropicale et subtropicale.

Le plan de l'ouvrage est identique à celui que l'auteur a précédemment adopté dans ses formulaires.

Les plantes y sont classées par ordre alphabétique et d'après leur dénomination scientifique, la seule qui puisse convenir.

On trouvera pour chacune d'elles le nom indigène, l'origine géographique, la partie employée et les propriétés thérapeutiques qui lui sont attribuées, avec le mode d'emploi et, dans la mesure du possible, la posologie.

A cette époque, où la chimie organique prépare chaque jour quelque nouveau corps s'ajoutant à la trop longue liste des médicaments qui encombrent notre arsenal thérapeutique, il n'était pas inutile d'attirer l'attention des médecins et des pharmaciens sur les végétaux qui jouissent déjà d'une certaine réputation dans la médecine des indigènes des différents pays du globe.

Très peu d'entre eux sont bien connus, et cependant il est certain que la plupart ont une action réelle.

Il importe de les étudier *méthodiquement* et *scientifiquement;* pour cela, la collaboration du botaniste, du chimiste et du clinicien est indispensable.

J'ajouterai même que l'action pharmacodynamique devrait, dans tous les cas, faire l'objet d'une série d'expériences définitives, qui permettraient de rejeter le produit comme inutile ou bien, au contraire, d'affirmer son efficacité réelle.

Mais combien de difficultés dans de semblables recherches !

M. Bocquillon-Limousin vient d'avoir certainement une inspiration heureuse, en réunissant

les matériaux nécessaires pour ce petit livre sans prétention, qui n'a d'autre but que de fournir des indications immédiates aux médecins soucieux d'enrichir la thérapeutique de quelque médicament sérieusement étudié ; la collaboration de bon nombre de pharmaciens ou chimistes leur est acquise d'avance, et, grâce aux travaux qui se publient sans cesse sur les produits végétaux, une deuxième édition plus complète sera bientôt nécessaire.

ÉM. PERROT,

Professeur de *Matière médicale*
à l'École supérieure de Pharmacie de Paris.

PLANTES MÉDICINALES

EXOTIQUES ET COLONIALES

ABROMA ANGUSTUM L. —Plante de la famille des Buttnériacées.

Syn. — *Olutkombol.*

Habitat. — Inde.

Part. empl. — Suc de l'écorce.

Propr. thér. — Le docteur Sicard a attiré l'attention sur les propriétés de ce produit, qu'il a préconisé comme un remarquable emménagogue dans les troubles menstruels.

Les médecins des Indes ont expérimenté ce produit, et les résultats obtenus par Sicard ont été pleinement confirmés. L'efficacité en est absolument certaine dans les cas de dysménorrhée congestive et névralgique et dans les formes mixtes de cette affection, tandis que, dans les troubles mécaniques et les lésions organiques de l'utérus, elle fait défaut.

Si les douleurs se montrent avant le commencement de l'hémorragie, on donne ce suc deux jours avant l'apparition des menstrues, trois jours durant l'hémorragie et deux jours après qu'elle a cessé.

S'il n'existe pas de douleurs prémonitoires, on administre le médicament dès le premier jour de l'hémorragie, et on en continue l'usage pendant sept jours.

MODE D'EMPLOI. DOSE. — Le suc d'Abroma est donné à la dose de 2 grammes.

ABRUS PRECATORIUS L. — Plante de la famille des Légumineuses ; tribu des Viciées.

SYN. — *Réglisse indienne, Jéquirity, Liane à Réglisse, Réglisse sauvage.*

HABITAT. — Brésil, Guyane, Réunion, Antilles, Inde, Sénégal, Soudan.

PART. EMPL. — La graine.

COMP. CHIM. — Contient un ferment diastasique, la *Jéquiritine* ou *Abrine*, de couleur brun jaunâtre, soluble dans l'eau, qui a été étudiée par Portes, et qui, d'après Kobert, est très toxique, tandis que, d'après les docteurs Cornil et Berlioz, l'action serait déterminée par des ferments figurés, micro-organismes spéciaux.

PROPR. THÉR. — Le docteur Shemocker, de Philadelphie, a employé avec succès dans plusieurs affections de la peau à tendance ulcéreuse une macération d'épispermes de grains de jéquirity mis en forme de pâte.

Le plus grand emploi du jéquirity est en macération, pour traiter la conjonctivite granuleuse. Déjà employé au Brésil, ce macéré a été préconisé en Europe par les docteurs de Wecker et Sattler. Ils ont attiré les premiers l'attention sur ce fait que le liquide résultant de la macération des grains dans l'eau pouvait déterminer une inflammation purulente de la conjonctive des plus utiles comme substitutive de la conjonctivite granuleuse, si rebelle à la plupart des traitements. On lotionne jusqu'à ce que la conjonctivite substitutive soit bien établie. Au bout d'une semaine, la guérison est obtenue. Il faut bien se garder d'employer de la macération ancienne, ni de la macération récente portée à l'ébullition.

MODE D'EMPLOI. — Macération de Jéquirity (10 grammes de graines broyées dans 500 grammes d'eau froide, pendant vingt-quatre heures), et on en fait des lotions de une à trois fois par jour.

ABUTA RUFESCENS Aub. — Plante de la famille des Ménispermacées.

SYN. — *Pareira brava blanc.*

HABITAT. — Guyane française.

PART. EMPL. — Racine et tiges.

PROPR. THÉR. — On emploie la racine et les tiges sous forme d'infusion, pour combattre l'obstruction du foie.

La racine, qui est plus active, est un diurétique

très énergique ; on la regarde même comme toxique.

Les tiges sont aussi considérées comme amer et fébrifuge.

MODE D'EMPLOI. DOSES. — Teinture 1/5, à la dose de 1 à 6 grammes par jour, deux à trois fois par jour.

ACALYPHA INDICA L. — Plante de la famille des Euphorbiacées ; tribu des Jatrophées.

SYN. — *Acalyphe, Ortie de l'Inde, Herbe-chatte.*

HABITAT. — Inde, la Réunion.

PART. EMPL. — Racines. Feuilles.

PROPR. THÉR. — Émétique, succédané de l'Ipéca et vermifuge. La décoction de la racine est éméto-cathartique.

D'après le docteur Bidie, le suc des feuilles est employé comme émétique sûr et prompt dans la médecine infantile ; de même que l'Ipéca, il agit sur l'intestin, produit une dépression assez notable et augmente la sécrétion des organes pulmonaires. Il provoque l'épistaxis et agit comme décongestionnant.

Les docteurs Bross et Langley l'ont employé avec succès dans l'asthme et la bronchite des enfants.

MODE D'EMPLOI. DOSES. — Suc de feuilles ou infusion de feuilles : 10 grammes pour 1 litre d'eau, à prendre par cuillerées jusqu'à effet vomitif. Teinture composée de 90 grammes de racines fraîches et 600 grammes d'éther alcoolisé; la dose est de 20 à 30 gouttes dans du miel répétée fréquemment : suivant la dose, elle est expectorante, nauséeuse ou émétique.

ACANTHOSPERNUM XANTHIOIDES D. C. — Plante de la famille des Composées.

SYN. — *Picao da praia.*

HABITAT. — Brésil.

PART. EMPL. — Feuilles.

PROPR. THÉR. — Les feuilles, qui sont aromatiques et amères, sont employées au Brésil comme diurétiques et fébrifuges. On les a aussi préconisées contre la blennorrhagie.

MODE D'EMPLOI. DOSES. — Infusion de 4 gr. pour 200 grammes d'eau bouillante.

ACANTHUS ILICIFOLIUS L. — Plante de la famille des Acanthacées.

SYN. — *Feuille sainte d'Acanthe.*

HABITAT. — Inde, Indo-Chine, Australie.

PART. EMPL. — Feuilles. Racines.

COMP. CHIM. — Dymock a fait ou relate l'analyse des feuilles; cendres, 16,4 0/0 : matière grasse, chlorophylle, résines, alcaloïde amer, plusieurs résines.

PROPR. THÉR. — Rheede mentionne que les

petites feuilles plongées dans l'eau sont appliquées contre les morsures des serpents.

Bontius recommande ses qualités expectorantes.

A Goa, les feuilles sont employées en fomentations émollientes, dans les cas de rhumatisme.

Loureiro dit que les Cochinchinois et les Siamois considèrent les racines comme un cordial et un atténuant utile dans la paralysie et l'asthme.

Dans l'Inde, on administre, contre la dyspepsie, une décoction de la plante avec du sucre candi et du cumin.

MODE D'EMPLOI. DOSES. — Décoction de 60 gr. de feuilles ou de racines pour 1 litre d'eau.

ACHRAS SAPOTA L. — Plante de la famille des Sapotacées.

SYN. — *Sapotille, Néflier d'Amérique.*

HABITAT. — Guyane, Antilles.

PART. EMPL. — Écorce de la tige. Fruits. Graines.

COMP. CHIM. — M. Bernou a analysé l'écorce et a trouvé un alcaloïde, la *Sapotine*, une matière grasse, résine, tanin, matière colorante rouge.

PROPR. THÉR. — Presque toutes les parties de ce végétal sont employées; l'écorce est recommandée comme tonique et fébrifuge.

Les fruits sont rafraîchissants.

Les graines sont diurétiques.

ACHYRANTHES ASPERA L. — Plante de la famille des Amaranthacées.

Syn. — *Aghada*.

Habitat. — Inde.

Part. empl. — Écorce.

Propr. thér. — Les médecins anglais de l'Inde l'administrent comme diurétique. Les médecins hindous le regardent comme astringent et l'emploient contre la diarrhée et la ménorrhagie.

L'écorce passe encore comme fébrifuge, et à forte dose on l'utilise contre le typhus.

Mode d'emploi. Doses. — Décoction de 60 gr. d'écorce concassée, dans 1 litre d'eau à prendre en douze heures.

ACOCANTHERA OUABAIO Poiss. — Plante de la famille des Apocynacées.

Syn. — *Ouabaio*.

Habitat. — Afrique orientale.

Part. empl. — Tige. Racine.

Comp. chim. — M. Arnaud a isolé un glucoside cristallisé : l'*Ouabaïne* ($C^{30}H^{46}O^{12}$), identique à la Strophantine, soluble dans l'eau à température élevée, insoluble dans le chloroforme et l'éther; fond à 200°.

Propr. thér. — L'Ouabaïne a été employée à un dosage excessivement minime, à cause de sa très grande toxicité.

Le docteur Jeannel a fait usage de l'Ouabaïne

dans la coqueluche à la dose de 1 millième de grain, soit 0^{gr},00006, toutes les trois heures, chez des enfants de cinq ans; les accès sont devenus moins fréquents et moins graves. Sans guérir, l'Ouabaïne donne de bons résultats dans tous les stades de la coqueluche; dans la première période elle diminue la durée des accès, dans la seconde période elle rend l'affection moins grave, et dans la troisième elle abrège la convalescence.

MODE D'EMPLOI. DOSE. — La meilleure préparation est une solution, dont une goutte représente 1 millième de grain d'Ouabaïne, soit 6 centièmes de milligramme. Dose maximum, 1/10 de milligramme par jour.

ACONITUM FEROX Wall. — Plante de la famille des Renonculacées.

SYN. — *Bish, Bikh*.

HABITAT. — Inde, région de l'Himalaya.

PART. EMPL. — Racine.

COMP. CHIM. — Contient un alcaloïde nommé *Napelline* ou *Aconitine anglaise* ou *Pseudo-Aconitine* ($C^{36}H^{49}AzO^{22}$).

PROPR. PHYS. — L'alcaloïde a un pouvoir toxique très grand; la dose toxique est de 1/20 de milligramme par kilo d'animal, soit pour l'homme 3 milligrammes.

PROPR. THÉR. — On emploie cette racine à l'intérieur, pour combattre les fièvres, les rhumatismes et la lèpre; à l'extérieur, contre les névralgies et les affections douloureuses.

On se sert de la teinture dans les maladies inflammatoires du poumon, pleurésie, pneumonie.

MODE D'EMPLOI. DOSES. — Teinture 1/5, de 2 à 10 gouttes. Poudre de racine, de 1 à 10 centigrammes. Extrait hydro-alcoolique, de 1/2 à 2 centigrammes. Alcaloïde, 1/10 de milligramme et au maximum 1/2 milligramme dans les vingt-quatre heures.

ACONITUM HETEROPHYLLUM Wall. — Plante de la famille des Renonculacées.

SYN. — *Atis.*

HABITAT. — Asie centrale, Kashmyr.

PROPR. THÉR. — La racine, contrairement à celle des autres espèces d'Aconit, n'est pas toxique.

Elle est usitée comme tonique dans les convalescences et comme antipériodique.

MODE D'EMPLOI. DOSES. — Poudre de racine de 0^{gr},25 à 0^{gr},50, trois fois par jour comme tonique, et de 1 à 2 grammes toutes les trois heures comme antipériodique.

ACTINOMERIS HELIANTHOIDES A. Gr. — Plante de la famille des Composées.

SYN. — *Diabète Wood.*

HABITAT. — États-Unis, Caucase, Géorgie.

PART. EMPL. — Racine.

COMP. CHIM. — Contient une essence et une résine particulières.

PROPR. THÉR. — Dans la Géorgie, on l'emploie contre le diabète.

La racine est usitée contre l'hydropisie, la cystite chronique et les calculs de la vessie.

MODE D'EMPLOI. DOSES. — Teinture 1/5, à la dose de 4 à 6 grammes par jour. Infusion, 10 gr. pour 1000 grammes d'eau, à la dose de 500 gr. par jour, par doses de 125 grammes d'infusion.

ADAHATODA VASICA Nees. — Plante de la famille des Acanthacées.

SYN. — *Noyer des Indes, Arusa.*

HABITAT. — Inde, la Réunion.

PART. EMPL. — Feuilles, racines, fleurs.

COMP. CHIM. — Contient une matière colorante jaune. David Hooper a isolé un alcaloïde, la *Vasicine,* et un acide, l'acide adahatodique.

PROPR. THÉR. —Expectorant, antispasmodique, aromatique.

La décoction est employée pour détruire les parasites.

Le suc frais des feuilles est employé contre la toux.

Dans l'asthme, on fume les feuilles sèches pour calmer les crises.

On prescrit les feuilles dans la phtisie, pour combattre la toux et la fièvre hectique; les fleurs, sont employées dans la blennorrhagie ; les racines dans la toux, l'asthme, les fièvres et la blennorrhagie ; la tige, dans la bronchite chronique et les affections catarrhales pulmonaires.

L'Adahatoda est aussi considéré comme anthelminthique.

Mode d'emploi. Doses. — Teinture 1/5, à la dose de 2 à 4 grammes ; extrait aqueux de feuilles, de 25 à 50 centigrammes ; extrait alcoolique de feuilles à la dose de 20 centigrammes.

ADANSONIA DIGITATA L. — Plante de la famille des Malvacées ; tribu des Bombacées.

Syn. — *Baobab, Gros mapou, Pain de Singe, Ghoui.*

Habitat. — Sénégal, Soudan, Madagascar, Australie, la Réunion.

Part. empl. — Écorce de la tige, feuilles.

Propr. thér. — L'écorce, qui est très riche en mucilage, est employée par les nègres comme adoucissant', pour combattre les inflammations du tube digestif.

Les feuilles sont très émollientes et remplissent les mêmes usages que la guimauve officinale.

Duchassaing et Adanson la préconisaient contre les fièvres intermittentes.

La pulpe qui entoure les graines est aigrelette et sucrée, et sert à préparer des limonades pour combattre la dysenterie.

Le baobab est le contre-poison du strophanthus.

La poudre des feuilles est employée à l'intérieur,
pour arrêter les transpirations excessives.

MODE D'EMPLOI. DOSES. — L'écorce s'emploie
contre les fièvres, à la dose de 30 grammes en infusion dans 500 grammes d'eau, à prendre en un
jour.

ÆGLE MARMELOS Corr. — Plante de la famille
des Rutacées; tribu des Aurantiacées.

SYN. — *Bela.*

HABITAT. — Inde.

PART. EMPL. — Pulpe du fruit, écorce de la
tige.

COMP. CHIM. — Warden a trouvé du mucilage,
de la pectine, du tanin 5 0/0.

PROPR. THÉR. — Le docteur J. Green a employé la pulpe du fruit sous forme de sorbet,
comme léger laxatif, et fort utile pour combattre
la constipation habituelle accompagnée de flatu-
lence; cette préparation est très appréciée même
par les Européens.

Le docteur Boze l'a conseillée comme prophylactique pendant les épidémies de choléra, de
façon à régulariser la fonction de l'intestin et
d'empêcher ainsi la constipation ou la diarrhée.
Dans les cas où cette pulpe ne serait pas supportée par l'estomac, on peut la donner sous forme

d'extrait, préparé en faisant agir l'eau sur la pulpe très fraîche.

La racine, l'écorce et les feuilles passent pour être rafraîchissantes.

La pharmacopée de l'Inde considère le fruit non mûr comme astringent et le conseille dans la diarrhée atonique et dans la dysenterie ; mûr, elle le prescrit contre la constipation habituelle.

L'écorce de la racine est surtout prescrite en décoction dans les fièvres intermittentes.

Les feuilles, après avoir été contusées et bouillies, sont appliquées sous forme de cataplasmes dans les ophtalmies.

L'écorce du tronc passe pour combattre les palpitations du cœur.

MODE D'EMPLOI. DOSES. — Décoction de racines et de tiges, à la dose de 60 grammes pour 1 litre d'eau. Extrait aqueux de pulpe, à la dose de 2 à 4 grammes, deux ou trois fois par jour.
Mixture de Bela :

Pulpe de fruits.	2 parties.
Eau.	4 —
Sucre.	2 —

AGATI GRANDIFLORA Desv. — Plante de la famille des Légumineuses ; série des Papilionacées.

HABITAT. — Antilles ; Guyane, Inde.

PART. EMPL. — Feuille, racine, écorce de la tige.

PROPR. THÉR. — Les feuilles sont amères, astringentes, apéritives.

Le suc des fleurs est usité contre le coryza et la migraine; on en introduit sur du coton dans les narines, il occasionne une abondante sécrétion, qui enlèverait la douleur et la sensation de pesanteur dans les sinus frontaux.

La racine, mise en pâte avec de l'eau, sert en applications contre les rhumatismes. Le suc de la racine, mélangé au miel, est prescrit contre les catarrhes pulmonaires et comme expectorant.

L'écorce de la tige est astringente et non amère, très usitée contre les diarrhées et la dysenterie.

MODE D'EMPLOI. DOSES. — Suc de la racine, à la dose de 10 à 20 grammes. Poudre d'écorce de tige, à la dose de 2 à 5 grammes. Décoction, à la dose de 60 grammes pour 1 litre d'eau, à prendre en vingt-quatre heures.

AGAVE AMERICANA L. — Plante de la famille des Liliacées; tribu des Amaryllidées.

SYN. — *Aloès américain.*

HABITAT. — Amérique du Nord, Mexique.

PART. EMPL. — Les feuilles.

PROPR. THÉR. — Diurétique, antiscorbutique, antisyphilitique.

Il sert à préparer une boisson alcoolique, une

sorte de bière antiscorbutique, mais dont l'abus amène des éruptions cutanées.

Mode d'emploi. Doses. — Teinture 1/5. Extrait fluide, à la dose de 2 à 4 grammes.

AILANTHUS GLOBULOSA Desf. — Plante de la famille des Rutacées; tribu des Quassiées.

Syn. — *Faux vernis du Japon*.

Habitat. — Chine.

Part. empl. — Écorce de la racine.

Comp. chim. — Payen a trouvé dans l'écorce de la racine : oléorésine, essence âcre, essence aromatique, résine, mucilage en grande proportion.

Parke et Davis ont isolé un alcaloïde et un glucoside.

Propr. thér. — L'écorce est préconisée comme anthelminthique, antidiarrhéique et antidysentérique; elle a une saveur amère et nauséeuse.

Hétet a obtenu de bons résultats contre le ténia, en administrant 1 gramme de poudre, tous les jours, pendant sept ou huit jours, et en faisant suivre ce traitement de l'administration d'une dose d'huile de ricin pour expulser le ténia. Quand la dose est plus élevée, la poudre agit comme émétocathartique.

Dugat l'a conseillée contre la dysenterie, en infusion.

Dujardin-Beaumetz a combattu la diarrhée

chronique par des lavements avec 250 grammes d'infusion.

On emploie l'extrait éthéré des feuilles et des racines en applications externes, comme révulsif et même comme vésicant.

MODE D'EMPLOI. DOSES. — L'infusion se prépare avec 50 grammes d'écorce fraîche ou 100 gr. d'écorce sèche pour 1 litre d'eau. La dose est d'une cuillerée à café matin et soir.

ALANGIUM DECAPETALUM Lamk. — Plante de la famille des Combrétacées.

HABITAT. — Inde, Océanie, Afrique.

PART. EMPL. — La racine.

PROPR. THÉR. — M. Schériff préconise l'écorce de la racine comme émétique très efficace à la dose de 3 grammes. A doses moins élevées, elle est nauséeuse, fébrifuge et amère. C'est un excellent succédané de l'Ipéca, fort utile dans tous les cas où ce dernier peut être employé, sauf contre la dysenterie. Elle est aussi diurétique.

Dans l'Inde, on l'administre pour combattre la lèpre et les douleurs rhumatismales sous forme de cataplasmes.

MODE D'EMPLOI. DOSES. — Poudre d'écorce de racine, à la dose de 40 à 60 centigrammes, comme vomitif et fébrifuge.

ALBIZZIA ANTHELMINTICA Brong. — Plante

de la famille des Légumineuses; tribu des Mimosées.

Syn. — *Mousséna, Busenna.*

Habitat. — Abyssinie.

Part. empl. — Écorce.

Comp. chim. — Thiel a retiré un glucoside qu'il
nomme *Moussénine,* amorphe, soluble dans l'eau,
l'alcool, insoluble dans l'éther.

Gastinel dit avoir isolé un alcaloïde.

Propr. thér. — L'écorce de Mousséna passe
en Abyssinie pour être plus active que le Kousso
contre le ténia.

Les essais qui ont été faits en Europe sont loin
d'être aussi probants, ce qui peut tenir au degré
de conservation.

Mode d'emploi. Dose. — On emploie cette
écorce sous forme de poudre, à la dose de 60 gr.,
soit seule ou mélangée au miel ou au sucre.

ALETRIS FARINOSA L. — Plante de la famille
des Liliacées.

Habitat. — États-Unis.

Part. empl. — Le rhizome.

Comp. chim. — Contient un principe amer,
l'*Alétrine,* insoluble dans l'eau, soluble dans l'alcool, et une grande quantité d'amidon.

Propr. thér. — Employé avec succès, dans
l'Amérique du Nord, contre l'hydropisie, les rhumatismes chroniques.

Il est tonique, amer à petites doses, éméto-cathartique à doses élevées; il est de plus tonique de l'appareil utérin.

MODE D'EMPLOI. DOSES. — Teinture 1/5, 8 gr. Poudre, à la dose de 0^{gr},60. Extrait fluide, de 3 à 10 gouttes. Décoction, 30 grammes pour 1000 gr. d'eau à la dose de 30 grammes. Alétrine, à la dose de 3 centigrammes.

ALEURITES TRILOBA Forst. — Plante de la famille des Euphorbiacées.

SYN. — *Bancoulier.*

HABITAT. — Inde.

PART. EMPL. — La graine.

COMP. CHIM. — Contient 62 0/0 d'huile.

PROPR. THÉR. — Le docteur O'Rorke emploie l'huile de Bancoulier comme un purgatif doux et sûr, déterminant, trois à six heures après son ingestion, des selles bilieuses sans nausées ni coliques.

L'amande, au contraire, comme dans beaucoup de graines d'Euphorbiacées, le ricin, par exemple, détermine des coliques en même temps que la purgation.

MODE D'EMPLOI. DOSES. — L'huile de Bancoulier s'administre à la dose de 30 à 60 grammes.

ALLAMANDA CATHARTICA L. — Plante de la famille des Apocynacées.

SYN. — *Orélie cathartique, Liane à lait.*

HABITAT. — Brésil, Guyane, Cochinchine, Martinique, Inde.

PART. EMPL. — Écorce de la tige et suc.

PROPR. THÉR. — Le suc est cathartique à petites doses et vénéneux à hautes doses.

Desportes conseille l'extrait d'écorce comme hydragogue.

Le suc était employé par Allamand pour combattre la constipation due à l'intoxication saturnine.

L'infusion de feuilles est un très bon cathartique.

MODE D'EMPLOI. DOSES. — Extrait aqueux, à la dose de 6 à 12 centigrammes. Suc, à la dose de 8 à 10 gouttes. Infusion de feuilles, 10 grammes pour 1000 grammes d'eau.

ALSTONIA CONSTRICTA Mueller. — Plante de la famille des Apocynacées.

HABITAT. — Australie.

PART. EMPL. — Écorce de la tige.

COMP. CHIM. — Schlagdenhaufen et Oberlin ont isolé deux alcaloïdes, l'*Alstonine* et l'*Alstonidine*. Hesse a isolé trois alcaloïdes, l'*Alstonidine*, la *Porphyrine* et la *Porphyricine*.

PROPR. THÉR. — Cette écorce, en vertu de son amertume, possède des propriétés toniques et digestives très nettes.

Elle paraît agir à la manière de la gentiane. De plus, elle est astringente, anthelminthique et antipériodique.

On l'emploie contre la dysenterie, la diarrhée, la débilité.

MODE D'EMPLOI. DOSES. — Poudre, à la dose de $0^{gr},50$. Teinture 1/5, de 4 à 8 grammes par jour.

ALSTONIA SCHOLARIS R. Br. — Plante de la famille des Apocynacées.

SYN. — *Dita.*

HABITAT. — Java, îles Philippines.

PART. EMPL. — Écorce de la tige.

COMP. CHIM. — Hesse et Jobst ont retiré la *Ditamine* ($C^{16}H^{19}AzO^2$), alcaloïde amorphe, soluble dans l'alcool, l'éther et le chloroforme, et l'*Échitamine* ($C^{22}H^{26}Az^2O^4HO$), alcaloïde cristallisé, soluble dans l'eau, l'alcool, le chloroforme et l'éther.

PROPR. THÉR. — Tonique, anthelminthique et fébrifuge; aussi on l'a proposée comme succédané du quinquina.

On la prescrit dans la diarrhée chronique, la dysenterie, la débilité qui suit les fièvres, pour rétablir les fonctions digestives.

L'écorce est en outre antipériodique, antiseptique, stimulante du système nerveux, possédant les propriétés de la quinine et de la strychnine.

On l'emploie dans les fièvres typhoïdes et les fièvres puerpérales.

Mode d'emploi. Doses. — Poudre d'écorces, 30 centigrammes. Teinture 1/5, de 1 à 3 grammes. Infusion d'écorce, 15 pour 300 à la dose de 30 à 60 grammes, trois fois par jour.

ALYXIA STELLATA Rœm.—Plante de la famille des Apocynacées.

Syn. — *Maïré.*

Habitat. — Tahiti, Nouvelle-Calédonie.

Part. empl. — Écorce de la tige.

Comp. chim. — Essence odorante, d'un parfum exquis, substance amère, gomme, acide benzoïque.

Propr. thér. — L'écorce d'Alyxia est très recherchée dans l'Océanie comme amer aromatique ; peu employée encore en France, elle fait en Allemagne l'objet d'un assez fréquent usage.

Succédané de l'écorce de Winter et de la Cannelle blanche.

Nees von Esenbeck dit qu'elle est surtout employée comme remède contre les fièvres pernicieuses et les maladies du tube digestif, diarrhées chroniques, dysenteries chroniques.

Blume en fait un excellent tonique diffusible.

Les Tahitiens et les Calédoniens l'emploient contre la constipation rebelle.

Mode d'emploi. Doses. — Poudre d'écorce d'Alyxia, à la dose de 1 gramme à 5 grammes. Infusion, 10 grammes pour 1 litre d'eau. Teinture, de 2 à 10 grammes.

AMARANTUS SPINOSUS L. — Plante de la famille des Amarantacées.

Habitat. — Inde.

Part. empl. — La racine, feuilles.

Propr. thér. — Dans la pharmacopée de l'Inde, les feuilles sont considérées comme un bon émollient.

Récemment, la racine a été préconisée, dans le traitement de la blennorrhagie et de l'eczéma; l'écoulement s'arrête en même temps que tous les symptômes, tels que la chaleur irritante du canal et les érections.

Mode d'emploi. Doses. — Infusion de 60 gr. de racines dans 1 litre d'eau, à prendre en vingt-quatre heures.

AMARYLLIS FORMOSISSIMA L. — Plante de la famille des Liliacées.

Syn. — *Amaryllis Saint-Jacques, Amaryllis en croix, Lis de Saint-Jacques, Croix de Saint-Jacques.*

Habitat. — Antilles, Mexique.

Part. empl. — Bulbe, fleurs.

Comp. chim. — Le docteur Fragner a analysé le bulbe et a trouvé un alcaloïde, l'*Amarylline*, une matière colorante rouge, cire, glucose, tartrate de potasse.

Propr. thér. — Le bulbe et son alcaloïde ont des propriétés cardiaques, que le docteur Fragner a fait connaître; il agit à la façon de la digitale, et l'alcaloïde comme la digitaline.

En usage externe, le bulbe est anodin, émollient, résolutif, employé en cataplasme contre les inflammations, abcès et furoncles.

Les fleurs sont employées aux colonies contre l'angine, les pleurésies et l'ischurie.

MODE D'EMPLOI. DOSES. — Poudre de bulbe, à la dose de 10 centigrammes. Amarylline, à la dose de 1 milligramme.

AMBROSIA ARTEMISIÆFOLIA L.—Plante de la famille des Ambrosiacées; sous-famille des Synanthérées.

SYN. — *Ambrosie à feuilles d'Armoise.*

HABITAT. — États-Unis, Guadeloupe, Martinique.

PART. EMPL. — La plante entière. .

PROPR. THÉR. — Dans le Maryland, on l'emploie contre les fièvres comme succédané de la quinine.

C'est un remède populaire contre les épistaxis, et d'après le docteur Hell, elle peut arrêter les hémoptysies. Dans un cas de purpura grave, chez un enfant de six ans, l'écoulement sanguin fut arrêté en faisant prendre au malade toutes les demi-heures d'abord, puis à intervalles plus longs, 20 grammes de décoction faite avec 60 grammes de plante et 150 grammes d'eau bouillante.

AMMANIA VESICATORIA Roxb. — Plante de la famille des Lythracées.

Syn. — *Dad-Mari, Ajiya.*

Habitat. — Inde.

Part. empl. — Feuilles.

Propr. thér. — La plante entière exhale une odeur aromatique et assez agréable, qu'elle ne perd pas à la dessiccation. Les feuilles sont âcres et très irritantes, et employées par les indigènes pour produire la vésication.

Dymock a préconisé la teinture éthérée des feuilles, pour obtenir une vésication rapide, non douloureuse, et équivalant à la liqueur épispastique de la pharmacopée de l'Inde.

Mode d'emploi. — Usage externe. Teinture 1/5. Teinture éthérée.

AMMI VISNAGA Lamk. — Plante de la famille des Ombellifères.

Syn. — *Herbe aux cure-dents.*

Habitat. — Asie Mineure, Arabie, Afrique du Nord.

Part. empl. — Fruits.

Comp. chim. — Ibrahim Mustapha a retiré un glucoside, la *Kelline*, cristallisé, amer, peu soluble dans l'eau froide, soluble dans l'alcool et le chloroforme. Elle contient aussi une essence. Ferner décrit trois alcaloïdes *Visnagine* α. β. γ.

Propr. thér. — Les fruits sont apéritifs, diurétiques, carminatifs, aromatiques et excitants.

Les médecins arabes les ont préconisés contre l'aménorrhée.

En Orient, on les emploie en gargarisme contre la carie dentaire et la gingivite. Leur décoction est employée contre la gravelle et les rhumatismes; dans ce dernier cas, on frictionne les parties douloureuses avec une pommade composée de fruits.

MODE D'EMPLOI. — Décoction en usage interne (100 grammes de fruits pour 1000 grammes d'eau), à la dose de 125 à 150 grammes. Infusion, 20 grammes pour 160 grammes d'eau. Gargarisme, 60 grammes pour un litre d'eau.

ANACARDIUM OCCIDENTALE L. — Arbre de la famille des Térébinthacées; tribu des Anacardiées.

SYN. — *Caju, Acajou à pomme, Écorce antidiabétique, Noyer d'acajou.*

HABITAT. — Inde, la Réunion, Sénégal, Antilles, Guyane.

COMP. CHIM. — Le péricarpe des noix contient une huile, le *Cardol* ($C^{21}H^{21}O^2$).

PROPR. THÉR. — On emploie l'écorce dans le diabète insipide en macération; autant que possible, le malade s'abstiendra de boire. On fait macérer, pendant vingt-quatre heures, 30 grammes d'écorce dans 250 grammes d'eau, à la dose de un petit verre, de trois à quatre fois par jour. Si au bout de trois à quatre jours la quantité de sucre n'a pas baissé, on porte la macération de 30 à 40 grammes.

On emploie l'huile de noix, ou Cardol, en application contre les dermatoses rebelles (eczéma, psoriasis). Le docteur Benoit emploie un collodion à 1/10 de Cardol, en application externe, contre l'eczéma, la lèpre et les ulcères graves; le Cardo a encore une action vésicante, qui doit le faire employer en applications pour agir sur la peau.

Le docteur Cazeneuve de la Roche préconise la noix à l'intérieur contre l'impuissance et surtout contre la débilité consécutive aux grandes maladies. Il a remonté beaucoup de malades atteints de l'influenza, en employant la teinture à la dose de 2 grammes.

Mode d'emploi. Doses. — Macération de poudre d'écorce de 30, 40 grammes pour 250 grammes d'eau. Teinture de noix 1/5, à la dose de 2 gr. dans une potion. Teinture de Cardol 1/10, de 2 à 10 gouttes comme vermifuge. Collodion au Cardol à 1/10.

ANAGYRIS FŒTIDA L. — Plante de la famille des Légumineuses. Papilionacées.

Syn. — *Anagyre fétide des Antilles, Bois puant, Pois puant.*

Habitat. — Antilles, Tunisie.

Caract. — Arbrisseau de 2 à 3 mètres, qui exhale une odeur fétide, des plus désagréables, que l'on remarque surtout dans l'écorce, et que l'on constate dans le lait des animaux qui ont brouté ses feuilles.

Comp. — Cette plante contient un alcaloïde, l'*Anagyrine*, isolé pour la première fois par MM. E. Hardy et N. Gallois, en 1885. La formule est $C^{14}H^{18}Az^2O^2$.

Prép. — On met les graines d'*Anagyris fœtida* concassées en macération dans l'eau froide, on précipite par l'acétate basique de plomb, on décompose par l'hydrogène sulfuré; on concentre la solution; on ajoute du bichlorure de mercure, qui précipite l'Anagyrine. On recueille le précipité, que l'on décompose par l'hydrogène sulfuré. On concentre le liquide, on le sature avec du carbonate de potasse, on agite avec du chloroforme à plusieurs reprises, et le chloroforme est agité à son tour jusqu'à épuisement avec de l'eau acidulée par l'acide chlorhydrique. Les solutions évaporées laissent déposer le chlorhydrate d'anagyrine à l'état cristallisé.

Le chlorhydrate d'anagyrine ainsi obtenu est soluble dans l'eau. On décompose la solution par du carbonate de potasse, on agite avec de l'alcool, on sature ensuite l'alcool décanté par un courant d'acide carbonique qui précipite la potasse, et la solution filtrée fournit, par évaporation, l'Anagy-

rine, qu'il suffit de reprendre par de l'alcool ab-
solu pour l'obtenir pure.

Desc. — Substance amorphe, d'un aspect jaunâtre, soluble dans l'eau, l'alcool et l'éther.

Exposée à l'air libre, elle se ramollit et prend
une consistance visqueuse. Elle se combine aux
acides pour former des sels bien cristallisés. Elle
précipite l'iodure de mercure et de potassium en
blanc, l'iodure de potassium ioduré en brun, le
bichlorure de mercure, le chlorure d'or, et le
chlorure de platine, etc.

Propr. phys. — Substance toxique. MM. Hardy
et Gallois ont commencé à étudier l'action physiologique du chlorhydrate d'anagyrine, d'abord
avec M. Bochefontaine, puis avec M. Gley. Les
phénomènes généraux qu'ils ont observés sur les
animaux à sang chaud sont à peu près ceux
qu'avait constatés M. Arnoux avec l'extrait d'Anagyre : vomissements, frisson avec tremblement,
ralentissement des mouvements respiratoires,
enfin arrêt de la respiration et arrêt du cœur.

Chez la grenouille, le phénomène le plus frap-
pant est l'abolition du mouvement musculaire;
les battements du cœur persistent longtemps
après que tous les autres mouvements ont cessé.

Propr. thér. — Les feuilles d'Anagyris prises
en infusion sont purgatives. Les feuilles pilées
sont appliquées en topiques contre les tumeurs,
les œdèmes, les manifestations scrofuleuses. Les

graines sont émétiques et emménagogues. Les graines torréfiées en infusion théiforme sont employées contre la céphalalgie.

La tige et la racine sont usitées en infusion comme vermifuges et purgatives.

D'après Desportes, la racine est apéritive et antisyphilitique; les feuilles sont résolutives en topique et agissent avec succès contre les migraines.

ANCHIETA SALUTARIS Saint-Hil. — Plante de la famille des Violariacées.

Syn. — *Cipo Summa.*

Habitat. — Brésil.

Part. empl. — La racine.

Comp. chim. — Peckolt a isolé un alcaloïde, l'*Anchiétine,* qui est insoluble dans l'eau et l'éther, soluble dans l'alcool et cristallisé en aiguilles jaunes.

Propr. thér. — La racine est purgative.

Le docteur Peckolt la prescrit en décoction dans la syphilis, l'herpès, les maladies dartreuses, et en sirop contre la coqueluche; elle provoque en outre une salivation abondante.

Mode d'emploi. Doses. — Poudre de 15 à 40 centigrammes, de deux à trois fois par jour. Décoction, 30 grammes dans 500 grammes d'eau. Extrait alcoolique, de 1 à 10 centigrammes, trois fois par jour. Sirop (4 grammes de teinture,

30 grammes de sirop simple), trois fois par jour.

ANDIRA INERMIS H. B. — Plante de la famille des Légumineuses; tribu des Dalbergiées.

SYN. — *Angelin, Geoffrée de la Jamaïque.*

HABITAT. — Sénégal, Antilles, Guyane.

PART. EMPL. — Écorce de la tige.

COMP. CHIM. — Le docteur Schœer a trouvé un alcaloïde, la *Berbérine*, et un glycoside, l'*Andirine*.

PROPR. THÉR. — L'Angelin jouit de propriétés anthelminthiques bien avérées, il est aussi légèrement narcotique.

A dose élevée, il provoque des évacuations violentes, de la fièvre et du délire, que l'on combat par l'emploi d'huile de ricin et du jus de citron.

Il est aussi efficace contre l'obésité.

MODE D'EMPLOI. DOSES. — Décoction (30 gr. pour 1 litre d'eau), quatre cuillerées à soupe pour adultes, deux cuillerées pour enfants; on augmente la dose jusqu'à production des nausées. Poudre d'écorce, de 1^{gr},20 à 1^{gr},80 comme vermifuge; de 1^{gr},80 à 2^{gr},40 comme purgatif. Teinture à 1/5, de 1 gramme à 3^{gr},50. Extrait fluide, de 1 à 2 grammes.

ANDROGRAPHIS PANICULATA Nees. — Plante de la famille des Acanthacées.

Syn. — *Kariyat.*

Habitat. — Inde, Cochinchine, Ceylan.

Part. empl. — La tige et les racines adhérentes.

Comp. chim. — M. H. Bocquillon a fait l'analyse de la tige d'*Andrographis paniculata;* il a trouvé : cendres, 2,585 0/0 ; huile fixe, résine, un alcaloïde à l'état de traces, un glucoside abondant.

Stephenson et Pozzi ont trouvé du tanin et de l'acide gallique.

Propr. thér. — Tonique, amer et stomachique, analogue au quassia.

Elle est préconisée dans la débilité générale, la convalescence qui suit les fièvres, et dans la période avancée de la dysenterie.

Employée comme stimulante dans la dyspepsie.

Dutt rapporte que cette plante est usitée dans l'Inde et est donnée aux enfants contre la grippe et comme stimulant de l'estomac.

Mookerjee préconise contre les coliques de l'enfance une décoction de feuilles fraîches.

Drury l'emploie comme fébrifuge.

La pharmacopée indienne inscrit la formule d'une teinture d'Andrographis composée et une infusion d'Andrographis composée.

Rheede, enfin, emploie l'infusion de la racine contre la morsure du Cobra capello.

Mode d'emploi. Doses. — Infusion, de 15 gr.

dans 300 grammes d'eau à la dose de 60 grammes, de deux à trois fois par jour. Teinture, à la dose de 4 à 16 grammes.

ANHALONIUM LEVINII Hen. — Plante de la famille des Cactacées.

Syn. — *Pellote, Mescol Buttons.*

Habitat. — Mexique.

Part. empl. — Les feuilles.

Comp. chim. — Lewin a retiré l'*Anhalonine*, corps qui renferme trois alcaloïdes, dont le principal est la *Pellotine* ($C^{13}H^{19}AzO^3$).

Propr. thér. — Hefter s'est assuré sur lui-même et sur des amis de l'action narcotique incontestable de la Pellotine.

Jolly a observé plus de quarante cas de sommeil, même chez des sujets atteints de douleurs intenses, en donnant la Pellotine par voie buccale, à la dose de 6 centigrammes, ou le chlorhydrate de Pellotine en injections sous-cutanées, à la dose maximum de 4 centigrammes.

Mode d'emploi. Doses. — Pellotine en pilules ou granules : dose maximum, 6 centigrammes. Chlorhydrate de Pellotine en injections sous-cutanées: dose maximum, 4 centigrammes.

ANOGEISSUS LATIFOLIUS. — Plante de la famille des Combrétacées.

Habitat. — Sénégal, Inde.

COMP. — Produit une gomme, connue sous le nom de *Dhaura*.

PROPR. THÉR. — Donne un mucilage, qui se conserve par l'addition d'un acide et qui a les usages médico-pharmaceutiques de la gomme arabique.

ANONA MURICATA L. — Plante de la famille des Anonacées.

SYN. — *Corossolier, Cachiman épineux, Sappadille, Corossol montagne*.

HABITAT. — Antilles, Guyane, la Réunion, Madagascar.

PART. EMPL. — Fruits, graines, fleurs, feuilles, racines.

COMP. CHIM. — M. H. Bocquillon a analysé les graines de l'*Anona*, et il a trouvé de l'huile fixe en grande proportion, de la résine, un alcaloïde en quantité notable, du sucre, de la gomme, des principes amylacés.

PROPR. THÉR. — Les fruits, quand ils sont mûrs, sont antiscorbutiques; quand ils sont verts, séchés et pulvérisés, ils sont utilisés pour combattre la dysenterie.

Les fleurs sont pectorales; les feuilles sont antispasmodiques; les graines sont émétiques.

La racine en décoction est un antidote dans les empoisonnements par les stupéfiants.

Enfin le fruit entier détruit la vermine, chasse les mouches et les moustiques.

ANTIARIS TOXICARIA Lesch. — Arbre de la famille des Artocarpées.

SYN. — *Upas Antiar*, *Thuoc-Long*.

HABITAT. — Java, Sumatra, Cochinchine.

PART. EMPL. — Écorce de la tige, graines.

COMP. CHIM. — M. Arnaud a trouvé des résines et un glucoside, l'*Antiarine*, qui cristallise en lamelles et se dédouble sous l'influence des acides en résine et en glucose.

PROPR. PHYS. — Poison de flèches employé par les naturels de l'Océanie, qui s'en servent pour la guerre et la chasse. L'Antiar possède cette particularité d'être toxique, s'il est introduit dans le torrent circulatoire, tandis qu'il n'est pas toxique par voie stomacale.

PROPR. THÉR. — En injections hypodermiques, l'antiarine, qui est très toxique, agit sur le cœur comme la Digitaline et l'Aconitine.

Prise à l'intérieur, elle est seulement évacuante. Mise en contact avec la peau, elle l'impressionne douloureusement.

Les graines, qui sont très amères et ne contiennent pas d'Antiarine, ont été conseillées dans la diarrhée et la dysenterie.

Cette plante contient des principes trop toxiques pour entrer dans la thérapeutique courante.

APOCYNUM CANNABINUM L. — Plante de la famille des Apocynacées.

SYN. — *Chanvre du Canada.*

HABITAT. — États-Unis, Canada.

PART. EMPL. — La racine.

COMP. CHIM. — MM. Schmiedeberg et Lavater ont retiré deux glucosides actifs : l'*Apocynine,* qui à petite dose produit l'arrêt du cœur en systole chez les grenouilles, et l'*Apocynéine,* qui est comparable à la Digitaline tant au point de vue chimique qu'au point de vue de ses propriétés physiologiques.

PROPR. THÉR. — La racine est employée, aux États-Unis, sous forme de décoction, comme diurétique, contre l'hydropisie.

A haute dose, elle agit comme éméto-cathartique ; elle est vermifuge, et on l'emploie contre la dyspepsie, la scrofule et le rhumatisme.

La plante fraîche contient un suc laiteux, âcre, employé contre les verrues et les condylomes.

La plante entière sert à empoisonner les cours d'eau.

Le docteur Huchard l'a employée avec succès dans les affections cardiaques et l'hydropisie ; son action hydrofuge est telle que le docteur Huchard l'a surnommée le *trocart végétal.*

MODE D'EMPLOI. DOSES. — Teinture 1/5, de 5 à 30 gouttes. Extrait fluide, de 2 à 20 gouttes. Poudre, de 3 à 6 centigrammes. Décoction, 10 gr. pour 250 grammes d'eau, à prendre par dose de 60 grammes toutes les deux heures.

ARCTOSTAPHYLOS ARGUTA Zucc. — Plante de la famille des Éricacées.

Syn. — *Madrono borrachi.*

Habitat. — Mexique.

Part. empl. — Fruits.

Comp. chim. — Le docteur Lozano y Castro a trouvé dans la plante un glucoside, une essence, une résine acide, une résine neutre, tanin, dextrine, matière colorante orangée, cire.

Propr. thér. — Les fruits ont une vertu hypnotique réelle, semblable à celle du chloral et du Sapote blanco; on procure un sommeil paisible semblable au sommeil naturel.

On l'a employé dans les insomnies de causes nerveuses ou produites par l'alcoolisme.

Mode d'emploi. Doses. — Poudre de fruits, à la dose de 1 à 2 grammes. Extrait fluide, à la dose de 1 gramme à 1 gramme et demi.

ARCTOSTAPHYLOS PUNGENS H. B. K. — Plante de la famille des Éricacées.

Syn. — *Pingüica.*

Habitat. — Mexique.

Part. empl. — Feuilles.

Comp. chim. — Contient plusieurs glucosides : *Arbutine, Saligénine, Florétine, Esculétine.*

Propr. thér. — Les feuilles sont employées comme diurétiques, et pour combattre les affections catarrhales et surtout des bronches et de la vessie.

Le docteur J. Olivera a employé souvent l'infusion de feuilles comme diurétique dans les hydropisies consécutives à des affections rénales et cardiaques et a obtenu des résultats satisfaisants. Ce médicament peut être considéré comme un des meilleurs diurétiques.

Le docteur Murillo préfère la décoction à l'infusion, à cause de la plus grande quantité de principes actifs dissous.

Enfin, la poudre fine des feuilles de cette plante réussit très bien à guérir les ulcères.

MODE D'EMPLOI. DOSES. — Poudre de feuilles de 1 à 4 grammes. Décoction de 4 à 10 grammes de feuilles pour 500 grammes d'eau. Extrait hydroalcoolique, à la dose de 1 à 3 grammes en pilules.

ARECA CATECHU L. — Plante de la famille des Palmiers.

SYN. — *Arec de l'Inde, Aréquier.*

HABITAT. — Inde, Océanie, Indo-Chine, Antilles, la Réunion, Madagascar.

PART. EMPL. — La noix.

COMP. CHIM. — Bombelon a trouvé deux alcaloïdes : l'un, l'*Arécaline*, présente des analogies avec la Pelletierine et est un tænicide ; un autre, l'*Arécaïne*, est toxique et a des effets semblables à ceux qui sont produits par la Muscarine.

PROPR. THÉR. — Mâchée avec des feuilles de Bétel et de la chaux, elle constitue un masticatoire fort employé dans l'Inde et en Indo-Chine.

En Angleterre, on l'utilise comme vermifuge, mais elle n'agit pas sûrement.

MODE D'EMPLOI. DOSES. — Poudre de noix d'Arec, à la dose de 6 à 8 grammes, en paquets, cachets ou comprimés de noix d'Arec.

M. Egasse conseille de ne pas dépasser la dose de 8 grammes de poudre de noix, à cause des accidents que l'Arécaïne pourrait occasionner par sa toxicité.

ARGEMONE MEXICANA L. — Plante de la famille des Papavéracées.

SYN. — *Chardon bénit des Antilles, Pavot du Mexique, Tache de l'œil.*

HABITAT. — Mexique, Antilles, Brésil, Chili, Inde.

PART. EMPL. — Graines, tiges.

COMP. CHIM. — Les graines contiennent de l'huile.

La tige et les feuilles, d'après Charbonnier, Ortega et Dragendorff, contiennent un alcaloïde, qui est la morphine.

PROPR. THÉR. — A la Martinique et dans l'Inde, les graines sont très usitées contre la morsure des serpents à la dose de 10 grammes.

Dans beaucoup de pays, l'huile est employée comme purgatif au lieu de l'huile de Ricin, et comme émétique au lieu de l'Ipéca, ne provoquant pas, comme ce dernier, des syncopes et du collapsus.

Les tiges et les racines sont employées comme sédatives et narcotiques, soit intérieurement, soit extérieurement.

L'huile est employée, en usage externe, contre les insolations.

MODE D'EMPLOI. DOSES. — L'huile est purgative à la dose de 10 à 20 gouttes, émétique à la dose de 20 à 35 gouttes. Les graines sont vomitives à la dose de 8 grammes. L'extrait aqueux de la tige ou de la racine est hypnotique et sédatif comme l'extrait d'opium.

ARISTOLOCHIA CYMBIFERA Mart. — Plante de la famille des Aristolochiacées.

SYN. — *Guaco, Tue-Cochon.*

HABITAT. — Antilles, Mexique, Amérique centrale, Brésil.

COMP. CHIM. — M. H. Bocquillon a fait, en 1892, l'analyse de l'*Aristolochia cymbifera* et a trouvé une essence, une résine et un alcaloïde.

PROPR. THÉR. — Le docteur Butte emploie avec succès ce Guaco pour combattre tous les prurigos : eczémas prurigineux, prurigo de Hebra, prurit sénile, prurit des parties génitales de l'homme et de la femme, prurit anal. Le docteur Butte explique les heureux effets obtenus en démontrant expérimentalement que cette plante paralyse les centres nerveux sensitifs. Il donne ce médicament chaque jour, à la dose de 0^{gr},20 à 0^{gr},60 d'extrait, sous forme de pilules ou de sirop à prendre au moment des repas, et en même temps il fait des lotions avec une décoction de la plante.

MODE D'EMPLOI. — Décoction, 30 grammes de plante pour 1 litre d'eau. Extrait mou, de 0^{gr},20 à 0^{gr},60.

ARISTOLOCHIA INDICA L. — Plante de la famille des Aristolochiées.

HABITAT. — Inde, Cochinchine.

PART. EMPL. — Racine, feuilles.

PROPR. THÉR. — On l'emploie d'abord contre la morsure des serpents.

Les docteurs Molden et Lowther ont vu une trentaine de malades revenir à la santé dans des cas extrêmement graves, et il ne restait aucune trace de l'accident. Les RR. PP. Leveillé et Sada ont été témoins, dans l'Inde française, de plusieurs cas de guérison qui se sont opérés devant eux.

D'après Dymock, la plante est amère et fébrifuge; on l'administre dans les fièvres intermittentes, les troubles digestifs, l'inappétence, les dyspepsies, les indigestions et tous les accidents intestinaux des enfants.

Le docteur Thunberg la prescrit en infusion ou teinture comme stimulant, carminatif, tonique, stomachique, emménagogique, antiarthritique.

Rheede l'emploie contre l'hydropisie, les douleurs de la tête, la dysurie et contre les hémorragies.

Rumphius dit que les indigènes, après avoir broyé les feuilles, s'en frottent le corps et ingèrent un peu de suc contre le prurit et les maladies de peau.

MODE D'EMPLOI. DOSES. — Suc de feuilles, à la dose de 10 à 30 grammes. Décoction et infusion de 45 grammes de racines concassées pour 1 litre d'eau. Poudre, à la dose de 2 grammes. Teinture 1/5, à la dose de 2 à 6 grammes.

ARISTOLOCHIA TRILOBATA L. — Plante de la famille des Aristolochiées.

SYN. — *Contrayerva bâtard.*

PART. EMPL. — Racine.

HABITAT. — Antilles, Guyane, Brésil.

PROPR. THÉR. — La réputation de l'*Aristolochia trilobata* contre la morsure des serpents venimeux existe surtout aux Antilles, et Rufz de Lavison, qui a fait un rapport sur les morsures des serpents à la Martinique, considère cette plante comme un des meilleurs alexitères.

Le docteur Besgius dit que cette Aristoloche est avant tout un excellent sudorifique, dont les propriétés stimulantes ne doivent pas être négligées, et qui possède en outre des propriétés amères et antiseptiques. Dans des cas de blessures gangréneuses, les autres moyens employés par les médecins étaient restés sans effet, tandis que la plante a produit un résultat remarquable et amené en peu de temps la guérison.

Murray l'emploie comme fébrifuge et stomachique, sous forme de teinture ou de décoction.

MODE D'EMPLOI. DOSES. — Décoction ou infusion de 45 grammes pour 1 litre d'eau. Teinture 1/5 à la dose de 1 à 5 grammes.

ARTEMISIA MEXICANA Willd. — Plante de la famille des Composées.

SYN. — *Estafiade.*

HABITAT. — Mexique.

PART. EMPL. — Fleurs.

COMP. CHIM. — Résine neutre, résine acide, tanin, alcaloïde, acide spécial et santonine.

PROPR. THÉR. — Les fleurs contenant de la santonine sont employées comme le Semen-contra pour l'expulsion des vers intestinaux.

Le docteur Orvananos l'a prescrit avec succès, comme digestif et apéritif, dans des cas rebelles d'inappétence et de catarrhe gastro-intestinal.

Le docteur Bulman s'en est servi comme ténifuge et contre la chorée.

MODE D'EMPLOI. DOSES. — Poudre de fleurs, à la dose de 3 à 4 grammes par jour, en cachets. Décoction, à la dose de 20 grammes pour 200 gr. d'eau. Extrait hydro-alcoolique, à la dose de 0^{gr},60 à 1 gramme.

ASCLEPIAS CURASSAVICA L. — Plante de la famille des Asclépiadacées.

SYN. — *Faux Ipéca.*

HABITAT. — Antilles, Vénézuéla, Colombie, Guyane.

PART. EMPL. — Racine et tige.

PROPR. THÉR. — On emploie l'Asclépias curassavica aux Antilles; la racine et la tige sont employées en décoction comme purgatives et émétiques.

Avec le suc de la plante, on prépare aux Antilles anglaises un sirop vermifuge.

La tige, les feuilles et les fleurs sont considérées comme pouvant remplacer la Salsepareille, et pour ce motif sont employées dans l'Amérique centrale comme dépuratif.

Enfin la plante entière, séchée et pulvérisée, est employée aux Antilles comme hémostatique dans les plaies récentes.

MODE D'EMPLOI. DOSES. — Décoction de 1^{gr},50

à 3 grammes dans 100 grammes d'eau. Poudre, à la dose de 1 à 2 grammes.

ASCLEPIAS TUBEROSA L. — Plante de la famille des Asclépiadacées.

Habitat. — États-Unis.

Part. empl. — La racine.

Comp. chim. — Contient un alcaloïde, l'*Asclépiadine*.

Propr. thér. — Elle est diaphorétique et expectorante, sans être stimulante. A dose élevée, elle possède des propriétés cathartiques. Elle est employée pour combattre les congestions locales, dans la bronchite, le catarrhe, la pneumonie, la pleurésie, la diarrhée et les rhumatismes aigus et chroniques.

Mode d'emploi. Doses. — Poudre de 1^{gr},30 à 4 grammes, plusieurs fois par jour. Extrait fluide, de 1^{gr},80 à 7^{gr},20.

ASIMINA TRILOBA Dun. — Plante de la famille des Anonacées.

Syn. — *Asiminier, Corossol trilobé.*

Habitat. — États-Unis.

Part. empl. — Graines et feuilles.

Comp. chim. — Lloyd a isolé un alcaloïde, l'*Asiminine*, insoluble dans l'eau, soluble dans l'alcool et l'éther, assez semblable à la morphine par ses réactions.

PROPR. THÉR. — Les feuilles broyées sont utilisées pour cicatriser les plaies. Les graines sont antipsoriques.

M. Bartholow a expérimenté l'Asiminine; elle est un anesthésique local et possède une action sédative puissante qui succède à une première période d'excitation, elle ralentit le cœur sans l'affaiblir.

ASPIDIUM SPINULOSUM Willd. — Plante de la famille des Fougères Polypodiacées.

HABITAT. — Caucase, Perse.

PART. EMPL. — La racine.

COMP. CHIM. — Contient, d'après M. Poulson, cinq corps bien caractérisés : la *Polystichine* ($C^{22}H^{24}O^{9}$), la *Polystichalbine* ($C^{22}H^{26}O^{9}$), la *Polystichinine* ($C^{18}H^{22}O^{8}$), la *Polystichocitrine* ($C^{15}H^{22}O^{9}$) et la *Polystichoflavine* ($C^{24}H^{30}O^{11}$), solubles dans l'éther, la benzine, le chloroforme et l'acétone; ces substances sont analogues à la filicine.

PROPR. THÉR. — Médicament anthelminthique, analogue à la Fougère mâle.

MODE D'EMPLOI. DOSES. — Extrait éthéré, à la dose de 3 à 4 grammes d'extrait.

ASPIDOSPERMA QUEBRACHO Schl. — Arbre de la famille des Apocynacées.

SYN. — *Québracho.*

HABITAT. — Chili.

PART. EMPL. — Les racines.

COMP. CHIM. — M. Tanret a fait l'analyse du Québracho et a trouvé du tanin en assez grande quantité, l'*Aspidospermine* ($C^{44}H^{28}AzO^4$), et deux sucres : la *Québrachite* ($C^{14}H^{14}O^{12}$) et l'*Inosite lévogyre*.

On a trouvé deux autres alcaloïdes : la *Québrachine* et l'*Hypoquébrachine*.

PROPR. PHYS. — Tous les alcaloïdes du Québracho sont toxiques, agissent sur la motilité et produisent des convulsions et de la paralysie.

L'Aspidospermine pure est la moins toxique, et elle est la seule antidyspnéique.

PROPR. THÉR. — Fébrifuge et tonique au même degré que le Quinquina. Usité dans les maladies des voies respiratoires, agit comme antipyrétique et contre la dyspnée; son action est bonne dans l'emphysème, la bronchite et la pleurésie.

MM. les docteurs Huchard et Eloy ont signalé ses propriétés antithermiques; d'autres ont vanté ses effets dans les affections pulmonaires, contre la dyspnée quand elle est d'origine fonctionnelle.

La teinture hâte la cicatrisation des plaies et des brûlures, et elle empêche l'inflammation et la formation du pus.

MODE D'EMPLOI. DOSES. — Poudre d'écorce de racine, à la dose de $4^{gr},80$ par jour, en cachets de 0gr,50. Teinture 1/5, de 2 à 8 grammes. Extrait fluide, de 2 à 4 grammes.

ASTERACANTHA LONGIFOLIA Nees V. E. — Plante de la famille des Acanthacées.

Syn. — *Hygrophila spinosa* And.

Habitat. — Inde.

Part. empl. — Racines, graines.

Propr. thér. — La racine est un diurétique puissant, employé avec succès dans l'hydropisie, la gravelle et l'anasarque.

Les graines sont diurétiques, aphrodisiaques, et contiennent beaucoup de mucilage.

Mode d'emploi. Doses. — Infusion concentrée (1 pour 7) à la dose de 1gr,80 à 5gr,40. Décoction, 60 grammes pour 600 grammes d'eau, à la dose d'une demi-tasse à thé.

ATHEROSPERMA MOSCHATA Lab. — Plante de la famille des Acanthacées.

Habitat. — Inde, province du Malabar.

Part. empl. — Racine et graines.

Propr. thér. — Les graines sont diurétiques, aphrodisiaques, et contiennent beaucoup de mucilage.

La racine est un diurétique puissant, employé avec succès dans l'hydropisie, la gravelle et l'anasarque.

Mode d'emploi. Doses. — Infusion concentrée

(1 pour 7), à la dose de 2 à 6 grammes. Décoction, 60 grammes pour 600 grammes d'eau, à la dose d'une demi-tasse à thé.

AZADIRACHTA INDICA L. — Plante de la famille des Méliacées.

Syn. — *Lilas des Indes, Patenote, Margosier, Nime, Faux Sycomore, Paraiso.*

Habitat. — Paraguay, Inde, Chine, la Réunion, Cochinchine.

Part. empl. — Écorce de la tige, graines.

Comp. chim. — M. H. Bocquillon a fait l'analyse de l'écorce de la tige; il a trouvé : cendres, 10,9 °/₀, corps gras, chlorophylle, un alcaloïde qu'il a nommé *Paraisine*, cristallisé, donnant des sels cristallisés; le chlorhydrate est très soluble dans l'alcool et l'eau.

Propr. thér. — Écorce amère, anthelminthique, stimulante et antiputride.

On en fait usage dans les fièvres pernicieuses, les fièvres intermittentes, la débilité et les longues convalescences.

Les graines sont émétiques.

L'huile de graines s'emploie en usage externe comme antirhumatismale.

Mode d'emploi. Doses. — Teinture 1/5 comme tonique, de 2 à 8 grammes par jour; comme anti-périodique, 4 grammes toutes les deux heures avant les accès. Décoction, de 15 à 30 grammes pour 1 litre d'eau : comme antipériodique, un verre toutes les deux heures avant la menace d'accès; comme tonique, trois verres par jour.

BALLOTA SUAVEOLENS L. — Plante de la famille des Labiées.

HABITAT. — Antilles, Inde.

PART. EMPL. — Suc des feuilles.

PROPR. THÉR. — Boivin dit que c'est un des meilleurs médicaments céphaliques, et qu'on peut l'employer dans les nombreux cas de désordres viscéraux et nerveux. Un médecin, qui a séjourné longtemps aux Antilles, le recommande comme un remède pour dissoudre la pierre et pour expulser la gravelle et la pierre dissoute en partie. C'est en même temps un diurétique puissant et calmant pour les voies urinaires; il élimine les éléments morbides du sang. On peut l'employer comme dépuratif et laxatif.

MODE D'EMPLOI. — Le suc des feuilles est mélangé avec du citron et du miel, et s'administre à la dose de 100 grammes.

BAPTISIA TINCTORIA R. Br. — Plante de la famille des Légumineuses.

SYN. — *Sophora tinctoria* L., *Indigo sauvage.*

HABITAT. — Mexique, États-Unis.

COMP. CHIM. — La plante contient trois principes : la *Baptisine,* glucoside amer; la *Baptine,* glucoside purgatif; la *Baptitoxine*, alcaloïde très toxique, agissant à la manière du Curare.

PROPR. THÉR. — A doses élevées, elle est émétocathartique; à doses modérées, elle est laxative.

Le docteur Stevens l'a employée avec succès dans la scarlatine, la fièvre typhoïde, la gangrène, la fièvre putride et la dysenterie.

Aux États-Unis, on emploie souvent sous le nom de *Baptisine* le précipité obtenu par l'action de l'eau sur la teinture de Baptisia tinctoria; ce produit séché est pulvérulent; il est employé comme antiseptique, altérant, tonique, laxatif, émétique, suivant la dose, dans les affections du foie, l'érysipèle; elle peut déterminer l'avortement.

MODE D'EMPLOI. DOSES. — Décoction, 30 gr. pour 600 grammes d'eau. Baptisine, 2 centigr. comme tonique; 10 centigrammes comme laxatif; 20 centigrammes comme émétique. Extrait fluide, de 1gr,50 à 3gr,50. Teinture 1/5, de 2gr,50 à 4gr,50.

BARLERIA PRIONITIS L. — Plante de la famille des Acanthacées.

SYN. — *Jhinti.*

HABITAT. — Asie et Afrique tropicale.

PART. EMPL. — La plante entière.

COMP. CHIM. — Pas d'alcaloïde, résine abondante.

PROPR. THÉR. — Ainslie dit que le suc des feuilles, un peu amer et acide, est une médecine favorite des Hindous, dans les cas de catarrhe accompagné de fièvre. Il est administré avec un peu de miel et d'eau, à raison de deux cuillerées à soupe deux fois par jour.

Les Indiens se servent du suc de feuilles en lavages et frictions, pour prévenir la production de crevasses aux pieds pendant la saison des pluies.

Dans le Concan, l'écorce sèche est employée contre la toux, elle agit comme diaphorétique et expectorant.

La racine pulvérisée et réduite en pâte est employée pour réduire les enflures.

On prépare une huile médicinale vulnéraire, en faisant bouillir les feuilles et les tiges avec de l'huile douce jusqu'à évaporation de l'eau.

En Abyssinie, elle est considérée comme fébrifuge.

MODE D'EMPLOI. DOSES. — Infusion et décoction de 60 grammes de feuilles ou racines dans 1 litre d'eau. Suc de feuilles, à la dose d'une à deux cuillerées à soupe.

BERBERIS ASIATICA Roxb. — Plante de la famille des Berbéridacées.

HABITAT. — Inde.

PART. EMPL. — Écorce de la racine.

COMP. CHIM. — Le docteur R. Widera a fait l'analyse de ce Berberis et a trouvé 5,31 °/₀ de *Berbérine* et d'*Oxyacanthine*.

Propr. thér. — L'écorce est tonique, diaphorétique et antipériodique.

Mode d'emploi. Doses. — Teinture 1/5 de 10 à 20 grammes. Infusion de 30 grammes pour 1 litre d'eau, à prendre en trois fois en une journée. Extrait, de 1 à 2 grammes.

BIDENS LEUCANTHA Willd. — Plante de la famille des Composées.

Syn. — *Aceitilla.*

Habitat. — Mexique.

Part. empl. — Plante entière.

Comp. chim. — Résine neutre, résine acide, tanin, substance neutre.

Propr. thér. — Cette plante est diurétique et réussit très bien contre le diabète. Comme les cas de diabète diffèrent souvent de cause ou d'origine, la drogue ne réussit pas toujours également, de sorte que, d'après les expériences des docteurs Bulman, Martinez de Campo et Terrès dans les hôpitaux de Mexico, un certain nombre de cas furent heureux, tandis que, dans d'autres cas, les résultats furent incertains.

Mode d'emploi. Doses. — Infusion de 10 à 20 grammes de plante dans 500 grammes d'eau. Extrait aqueux, à la dose de 5 à 8 grammes par jour.

BIGNONIA UNGUIS CATI L. — Plante de la famille des Bignoniacées.

Syn. — *Griffe de chat, Lierre de Saint-Domingue.*

Habitat. — Guyane, Antilles, Bahama.

Part. empl. — Tiges et feuilles.

Comp. chim. — Tanin, matière colorante.

Propr. thér. — La plante est employée et appréciée comme fébrifuge contre les fièvres intermittentes, les fièvres ataxiques et apyrétiques, et peut suppléer au quinquina.

Aux Antilles, on la prescrit en lavement dans les inflammations de l'intestin.

Les naturels l'emploient comme antidote contre le venin des serpents.

Mode d'emploi. Doses. — Teinture 1/5, à la dose de 5 grammes. Poudre, à la dose de 4 à 10 gr. On en prépare un vin analogue au vin de quinquina au bordeaux, à la dose de 60 grammes toutes les trois heures, avant l'accès de la fièvre.

BLEPHARIS CAPENSIS Pers. — Plante de la famille des Acanthacées.

Syn. — *Kaffir.*

Habitat. — Afrique du Sud.

Part. empl. — Feuilles et racines.

Propr. thér. — Ce Blépharis jouit d'une grande réputation auprès des colons de l'Afrique du Sud, comme moyen de combattre l'empoisonnement du sang occasionné par l'usage de la viande d'animaux atteints du sang de rate, affection assez fréquente au Transvaal. On l'emploie aussi contre la morsure des serpents et des tarentules ; on traitera les morsures en appliquant sur la plaie la drogue pulvérisée et délayée avec de l'eau, de manière à faire une pâte, et en même temps on fera prendre à l'intérieur de la décoction. On traite aussi l'infection charbonneuse de la même manière.

Il est aussi très employé en odontologie ; pour ce cas, on applique directement sur l'endroit douloureux une bouillie préparée avec de la poudre de feuilles ou de racines, ou encore on se sert de la teinture en badigeonnages. La plante jouit de propriétés antiseptiques considérables.

MODE D'EMPLOI. DOSES. — Usage interne : décoction de 6 grammes pour 600 grammes d'eau, à prendre par doses de six à huit cuillerées à bouche par jour. Usage externe : poudre de feuilles et de racines, teinture 1/5.

Le dosage du Blépharis doit être toujours surveillé avec soin, car ce remède a une action très héroïque.

BLEPHARIS EDULIS Pers. — Plante de la famille des Acanthacées.

SYN. — *Utanjan.*

HABITAT. — Inde, Perse, Arabie.

PART. EMPL. — Feuilles, graines.

COMP. CHIM. — La racine contient un principe amer cristallisable, soluble dans l'eau, l'alcool amylique et éthylique, insoluble dans l'éther; les graines contiennent beaucoup de mucilage.

PROPR. THÉR. — Dans l'Inde le *Blepharis edulis* est usité comme diurétique, aphrodisiaque et expectorant. En application cutanée, les feuilles provoquent la rubéfaction.

En Arabie, les infusions sont employées comme diurétiques.

Les graines ont les mêmes propriétés thérapeutiques, et, de plus, elles sont analeptiques.

MODE D'EMPLOI. DOSES. — Décoction de 60 gr. de feuilles dans un litre d'eau.

BOERHAVIA DIFFUSA L. — Plante de la famille des Nyctaginacées.

SYN. — *Ipéca, Valériane patagonelle, Tassole glouteronne velue.*

HABITAT. — Guyane, Guadeloupe, Martinique.

PART. EMPL. — La racine.

PROPR. THÉR. — Laxatif et stomachique.

Employé dans la jaunisse, l'ascite, la rétention d'urine, les inflammations internes, la goutte et les rhumatismes, l'anasarque et l'insuffisance rénale.

Administré comme expectorant contre l'asthme; il est aussi émétique.

MODE D'EMPLOI. DOSES. — Infusion (30 grammes pour 1000 grammes d'eau), à la dose d'une cuillerée à café.

BOLDOA FRAGRANS Juss. — Plante de la famille des Monimiacées.

SYN. — *Boldo*.

HABITAT. — Chili.

PART. EMPL. — Les feuilles.

COMP. CHIM. — Bourgoin et Verne ont trouvé dans les feuilles sucre, acide citrique, tanin, essence 2 $^0/_0$ et un alcaloïde, la *Boldine*, soluble dans le chloroforme, la benzine et les alcalis. Chapoteaut a découvert un glucoside, la *Boldoglucine*, $C^{30}H^{52}O^8$, qui se dédouble en glucose, et un corps résineux, $C^{40}H^{48}O^3$.

PROPR. THÉR. — Les feuilles sont digestives, carminatives et diaphorétiques. On les emploie dans le cas où il faut combattre l'insomnie et obtenir un sommeil tranquille.

Le Boldo est très usité contre l'atonie des différents organes quand la Quinine n'est pas tolérée ou dans la torpeur hépatique, le rhumatisme, la dyspepsie, la gonnorrhée, le catarrhe chronique de la vessie; enfin il est balsamique et carminatif, utile dans les abcès du foie quand la fièvre a disparu.

Dujardin-Beaumetz a employé la teinture contre l'anémie, la dyspepsie, la cystite aiguë et le catarrhe de la vessie.

Le professeur Albert Robin dit que le Boldo est un médicament de choix dans les affections hépatiques: hépatites, gonflement et congestion du foie.

Mode d'emploi. Doses. — Teinture 1/5, de 20 à 30 gouttes, trois fois par jour. Extrait fluide, de 5 à 10 gouttes. Vin (30 grammes de feuilles pour 1 litre de vin de madère), une cuillerée à dessert. Feuilles, de 8 à 16 grammes en infusion ou décoction. Boldine, de 2 centigrammes.

BOUSSINGAULTIA BASELLOÏDES H. B. K. — Plante de la famille des Chénopodiacées.

Habitat. — Amérique du Nord.

Part. empl. — Les racines.

Propr. thér. — Styptique très énergique, employé dans les cas d'hémorragies internes après l'accouchement.

Mode d'emploi. Doses. — Décoction, 90 gr. de racines pour 500 grammes d'eau; une petite tasse, trois fois par jour dans les cas graves et une fois seulement le soir dans les cas ordinaires.

BRACHYCLADUS STUCKERTI Spe. — Plante de la famille des Composées.

Habitat. — République Argentine.

Part. empl. — Feuilles.

Propr. thér. — L'infusion aqueuse est employée avec succès par les Argentins contre le mal des montagnes résultant du séjour dans les hautes régions.

La plante, expérimentée chez des asthmatiques, a amené un apaisement notable des accès de l'asthme. On a fabriqué des cigarettes avec les feuilles du *Brachycladus* qui calment immédiatement l'accès de l'asthme ; ces cigarettes exhalent une odeur agréable, analogue à celle de la Coumarine ; on peut y ajouter une petite quantité de salpêtre, pour mieux entretenir la combustion.

L'usage prolongé de ces cigarettes amène le sommeil, suivi d'un certain engourdissement de la tête, tandis que les accès de l'asthme restent parfois plusieurs jours sans revenir.

Mode d'emploi. Doses. — Infusion (30 grammes pour 1 litre d'eau), à prendre en vingt-quatre heures. Cigarettes pour fumer.

BRICKELIA CAVANILLENI A. Gr. — Plante de la famille des Composées.

Syn. — *Athanasia amara, A. prodigiosa.*

Habitat. — Mexique.

Part. empl. — Les feuilles.

Comp. chim. — Le professeur Rio de la Loza a trouvé dans cette plante un glycoside, la *Brickeline*, une résine acide, du tanin, matière colorante, essence.

Propr. thér. — Les docteurs Cal et Oliva le considèrent comme tonique et fébrifuge.

Le docteur A. Herréra le recommande comme ténifuge, mais il préfère l'employer avec le Kousso.

Cette plante est de plus indiquée comme ayant

des propriétés excitantes de la sécrétion gastrique ; c'est un antiseptique interne, très utile dans la dilatation d'estomac avec stase alimentaire, fermentation et encombrement.

Le docteur Cal l'emploie contre l'atonie motrice et sécrétante de l'estomac, dans les indigestions et les éructations putrides.

MODE D'EMPLOI. DOSES. — Infusion de 5 gr. de feuilles dans 125 grammes d'eau. Extrait hydroalcoolique de 20 à 50 centigrammes par jour.

BRUCEA SUMATRANA D. C. — Plante de la famille des Rutacées; tribu des Quassiées.

SYN. — *Ko-Sam, Wooginos.*

HABITAT. — Abyssinie, Cochinchine.

PART. EMPL. — Écorce de la racine, graines.

COMP. CHIM. — L'écorce contient, d'après M. Eykmann, un alcaloïde, la *Brucamarine.* Les graines, d'après MM. Phisalix et Bertrand, ont un glucoside, la *Kosamine,* de la quassine et saponine.

PROPR. THÉR. — L'écorce de la racine, qui a été confondue autrefois avec celle de la noix vomique, d'où le nom de *Brucine* donné à un des alcaloïdes que renferme cette dernière, n'est pas toxique. C'est un tonique amer très employé en Abyssinie, surtout pour combattre la dysenterie.

En Cochinchine, il a été indiqué comme tonique amer et même fébrifuge.

L'efficacité thérapeutique des graines de Ko-Sam en a fait le véritable spécifique de la dysenterie des Européens. Les Chinois les emploient depuis un temps immémorial pour combattre la dysenterie des pays chauds.

MODE D'EMPLOI. — Le docteur Mougeot, de Saïgon, a préconisé le mode d'emploi suivant : il consiste à écraser les amandes de dix à quatorze fruits et à les épuiser en les malaxant avec un peu de mie de pain. L'huile essentielle s'incorporerait ainsi à la mie de pain, que l'on administre chaque jour en deux pilules.

BUDDLEA AMERICANA L. — Plante de la famille des Loganiacées.

SYN. — *Tepozan*.

HABITAT. — Mexique.

PART. EMPL. — La racine.

COMP. CHIM. — Essence, résine, alcaloïde, tanin, dextrine.

PROPR. THÉR. — Des expérimentations physiologiques opérées dans les hôpitaux de Mexico, il résulte que cette plante possède des propriétés efficaces diurétiques, hypnotiques et analgésiques.

Le docteur Castellanos a arrêté les douleurs cardiaques et celles d'un cirrhotique et dans des cas d'ascites.

Le docteur Ciceron a observé la vertu hypnotique sans danger, et de plus une diurèse rapide et abondante.

Mode d'emploi. Doses. — Extrait hydro-alcoolique, à la dose de 1 à 10 grammes par jour.

BURSERA APTERA Ram. — Plante de la famille des Térébinthacées-Burséracées.

Syn. — *Cuajiote.*

Habitat. — Mexique.

Part. empl. — La gomme résine.

Comp. chim. — Contient essence et résine.

Propr. thér. — Les indigènes du Mexique emploient avec succès la gomme de *Bursera* contre la morsure des scorpions.

Dans les Antilles françaises, les gommes de Bursera sont usitées comme vulnéraires et forment un baume contre les blessures.

Le docteur Armendariz s'est occupé des propriétés thérapeutiques de cette drogue à l'intérieur : à petite dose, cette résine est expectorante ; à dose plus élevée, elle est purgative, puis éméto-cathartique. Il la recommande comme tonique contre la chlorose, ayant la propriété de régulariser la quantité de fer contenue dans le sang.

Mode d'emploi. Doses. — Usage interne : pilules ou capsules de 10 centigrammes, à la dose de 2 à 8 par jour. Usage externe : teinture 1/5 avec de l'alcool à 80° comme balsamique.

2*

CABERNA MONTANA Hec. — Plante de la famille des Arduinées.

Syn. — *Iboga, Aboua.*

Habitat. — Congo.

Part. empl. — Racine.

Comp. chim. — M. E. Landrin a isolé un alcaloïde, l'*Ibogaïne*, soluble dans l'alcool, l'éther, le chloroforme, la benzine; fond à 152°.

Pouvoir rotatoire. :

$$\alpha = +48°32 \quad \text{Formule}: \quad C^{24}H^{33}Az^{3}O.$$

Propr. thér. — M. Dybowski a rapporté en Europe cette racine du Congo, ayant la propriété stimulante de la Kola et la propriété anesthésique de la Coca. En effet, les indigènes du Congo employaient la racine d'Iboga pour suppléer à la nourriture insuffisante et pouvoir, malgré les diètes forcées, faire de grandes étapes.

D'après les expérimentations de MM. les docteurs Phisalix et Lambert, l'Iboga convient aisément pour combattre la neurasthénie et les dépressions nerveuses.

L'alcaloïde, l'Ibogaïne, donne des résultats analogues à ceux de la caféine, et localement il provoque une anesthésie considérable du même genre que celle de la cocaïne.

Mode d'emploi. Doses. — Ibogaïne en pilules de 5 centigrammes, à la dose de 3 à 4 par jour. Infusion de 30 grammes d'Iboga pour 1 litre d'eau à prendre en vingt-quatre heures. Teinture 1/5, à la dose de 1 à 5 grammes par jour.

CACALIA DECOMPOSITA Asa Gray. — Plante de la famille des Composées.

SYN. — *Matarique.*

HABITAT. — Mexique.

PART. EMPL. — La racine.

COMP. CHIM. — M. Lozano a trouvé un alcaloïde, deux résines acides, du tanin ; M. Rio de la Loza a trouvé que le principe actif était un acide, l'acide matarique.

PROPR. THÉR. — Les docteurs Zuniga et Terres ont expérimenté avec succès la racine dans la céphalalgie, les douleurs rhumatismales des articulations, la goutte, les névralgies, et ces douleurs ont été soulagées par l'application de teinture pure.

Ils ont déterminé la cicatrisation rapide des ulcères en faisant des lavages avec de la teinture mélangée d'eau à parties égales, ou en appliquant des compresses imbibées de teinture pure.

Comme usage interne, la teinture est purgative, mais son effet est variable suivant la dose ; à la dose de 30 grammes, l'effet est peu sûr, tandis qu'à la dose de 100 grammes on a de la superpurgation allant jusqu'à des accidents cholériformes et cardiaques.

MODE D'EMPLOI. — Teinture 1/5 à l'intérieur et en usage externe.

CALEA ZACATECHICHI Schl. — Plante de la famille des Composées.

Syn. — *Zacatechichi.*

Habitat. — Mexique.

Part. empl. — Feuilles.

Comp. chim. — Résine, tanin, principe amer.

Propr. thér. — Tonique, amer et fébrifuge.

On l'emploie contre les fièvres palustres, et comme ayant une action astringente, favorable aux fonctions musculaires du tube digestif.

Mode d'emploi. Doses. — Décoction à la dose de 10 grammes pour 500 grammes d'eau. Teinture 1/5 à la dose de 2 à 20 grammes.

CALLIANDRA HOUSTONIA Benth.— Plante de la famille des Légumineuses; tribu des Schwartziées.

Syn. — *Pambotano, Tlacoxiloxochitl.*

Habitat. — Mexique.

Part. empl. — L'écorce.

Comp. chim. — M. Nicolas R. de Arellano au Mexique et MM. Villejean et H. Bocquillon, séparément, ont fait l'analyse de la plante; ils ont trouvé du tanin, des matières grasses, une résine soluble, pas d'alcaloïde. M. Bocquillon a isolé un glucoside. Les principes actifs sont solubles dans l'eau et l'alcool.

Propr. thér. — C'est un tonique amer de premier ordre, et il est employé contre les fièvres.

Au Mexique, les docteurs Moralès et Labato ont obtenu de bons résultats dans les fièvres paludéennes, si communes en ce pays.

En France, le docteur Valude a obtenu des succès contre les fièvres de toute nature (fièvres paludéennes du Berry, fièvre typhoïde, grippe, tuberculose); il emploie de préférence la décoction.

Le docteur Chipier emploie 60 à 100 grammes d'extrait fluide dans un litre de limonade sulfurique à prendre en quatre fois en une journée, et a obtenu de bons résultats, chez des fébricitants de retour des colonies.

MODE D'EMPLOI. DOSES. — Teinture à 1/5. Décoction, 70 grammes d'écorce dans 1000 grammes d'eau, à prendre en une fois. Élixir.

CALOPHYLLUM INOPHYLLUM L. — Plante de la famille des Clusiacées.

SYN. — *Ndilo.*

HABITAT. — Indo-Chine, îles de l'Océanie et de l'océan Indien.

PART. EMPL. — Huile de graines, écorce.

PROPR. THÉR. — L'huile de Ndilo est employée contre le rhumatisme, les éruptions cutanées et la gale.

La résine est émétique et purgative.

L'écorce fraîche contusée est employée en applications contre les orchites.

CALOTROPIS GIGANTEA R. Br. — Plante de la famille des Asclépiadacées.

SYN. — *Mudar, Mercure végétal.*

HABITAT. — Inde, îles Moluques, Annam.

PART. EMPL. — La racine, suc laiteux des feuilles.

COMP. — Contient un alcaloïde et un glucoside.

PROPR. THÉR. — Tonique, altérant, diaphoré-tique, émétique à haute dose.

Employé contre la syphilis, la paralysie, l'épi-lepsie, les vers intestinaux, l'herpès, le rhuma-tisme, la fièvre intermittente, la fièvre hectique, les morsures des serpents, la lèpre et la dysen-terie ; cette action générale thérapeutique se con-çoit aisément à cause de la double propriété dia-phorétique et émétique.

Le suc laiteux de la tige, qui contient du caout-chouc, est âcre et sert comme dépilatoire dans la teigne tonsurante.

Il est aussi employé pour calmer les douleurs des dents cariées.

MODE D'EMPLOI. DOSES. — On prescrit comme tonique altérant la poudre de racines à la dose de 25 à 30 centigrammes, deux fois par jour, en cachets. Poudre d'écorce, comme émétique, à la dose de 2 à 4 grammes.

CAPPARIS CORIACEA L. — Plante de la famille des Capparidées.

SYN. — *Simulo*.

HABITAT. — Pérou, Bolivie.

PART. EMPL. — Le fruit.

PROPR. THÉR. — Cette plante possède des propriétés antiscorbutiques, antispasmodiques et antinerveuses; elle possède même une vertu hypnotique. Dans l'épilepsie, le docteur Hale White a obtenu de bons effets.

Le docteur Larrea et le docteur V. Poulet ont obtenu des succès dans l'hystérie fruste.

Le docteur V. Poulet a réussi avec le Simulo dans l'ovaro-salpingite, qui se manifeste assez fréquemment chez les hystériques après les époques menstruelles. Il recommande d'en faire usage aussitôt que possible et de l'administrer à la dose de 3 à 4 grammes de teinture par jour. Ce médicament calme rapidement la douleur intolérable de la partie tuméfiée, et la résolution s'opère en quelques jours.

MODE D'EMPLOI. DOSES. — Teinture 1/5, de 2 à 8 grammes. Extrait fluide, de 9 à 14 grammes trois fois par jour. Pilules de Simulo :

Fruits de Simulo. . . . . 10 grammes.
Excipient . . . . 0gr,5.

Faites 50 pilules de 20 centigrammes; 6 pilules par jour.

CAPRARIA BIFLORA L. — Plante de la famille des Scrofulariacées.

Syn. — *Thé des Antilles, Thé de santé.*

Habitat. — Antilles, Mexique, Pérou.

Part. empl. — Feuilles.

Comp. chim. — M. H. Bocquillon, dans l'analyse des feuilles, a trouvé la présence d'un alcaloïde.

Propr. thér. — Aux Antilles françaises, le Thé des Antilles est un remède populaire contre les fièvres intermittentes.

Dans divers pays d'Amérique du Sud, on emploie les feuilles comme tisane béchique dans les affections pulmonaires. Ces feuilles servent à faire des infusions digestives et stimulantes.

Mode d'emploi. Doses. — Infusion théiforme, à la dose de 50 grammes de feuilles pour 1 litre d'eau. Teinture 1/5, à la dose de 10 grammes par jour.

CARAPA GUYANENSIS Aubl. — Plante de la famille des Méliacées.

Syn. — *Noix de crab, Bois rouge, Cachipou.*

Habitat. — Guyane, Sénégal, Soudan, Antilles.

Part. empl. — Huile de graines, fruit, écorce de la tige.

Comp. — Les graines contiennent une huile concrète, de consistance de beurre, onctueuse au toucher, jaune, de saveur amère.

Robiquet et Pétroz ont retiré de l'écorce un alcaloïde, la *Carapine*, cristallisée, insoluble dans l'eau.

M. H. Bocquillon a analysé l'écorce de Carapa; il a trouvé : cendres 3,35 0/0, une huile essentielle, une huile fixe et un glucoside abondant.

Propr. thér. — L'huile est très employée par les naturels comme remède efficace contre les affections cutanées, les piqûres de moustiques et de mouches.

L'écorce est fébrifuge, tonique, amère.

Les fruits sont émétiques.

M. E. Caventou a montré que l'écorce de cette plante possède des propriétés fébrifuges.

Mode d'emploi. Doses. — Teinture d'écorce 1/5, de 5 à 10 grammes. Extrait hydro-alcoolique, à la dose de 1 à 5 grammes par jour. Vin et sirop de Carapa, préparés d'une façon analogue au vin et au sirop de Quinquina et administrés aux mêmes doses.

CARDIOSPERMUM HALICACABUM L. — Plante de la famille des Sapindacées.

Syn. — *Pois à cœur.*

Habitat. — Inde, la Réunion.

Part. empl. — Racines, feuilles.

Propr. thér. — Dans l'Inde, les racines sont réputées comme émétiques, laxatives, stomachiques, rubéfiantes, et employées dans les rhumatismes et les maladies nerveuses.

Ainslie les regarde comme apéritives.

Les feuilles sont administrées à l'intérieur, en poudre, mélangées à l'huile de ricin, et à l'extérieur sous forme de cataplasmes pour combattre les rhumatismes.

CARICA PAPAYA L. — Plante de la famille des Bixacées.

SYN. — *Arbre à melon, Papajo.*

HABITAT. — Antilles.

PART. EMPL. — Le suc retiré par incision, les racines, les graines.

COMP. CHIM. — Wurtz a découvert la *Papaïne,* ferment digestif ayant la propriété dissolvante de la pepsine, de la pancréatine.

PROPR. THÉR. — Le suc de Carica papaya est employé pour dissoudre les plaques diphtéritiques, les cors, les verrues et en général les duretés de la peau, et pour faire disparaître les taches furfuracées du visage. On peut employer pour le même usage une solution de Papaïne.

La Papaïne est employée comme digestif : administrée à l'intérieur, elle est anodine, même à fortes doses, dans les cas de maux d'estomac; elle diminue l'acidité de la salive; elle dissout la viande, la fibrine, les albumines et le gluten.

Les racines à l'état frais sont rubéfiantes.

Les graines sont vermifuges et ténicides.

MODE D'EMPLOI. DOSES. — Solution de Papaïne à 4 0/0 dans la diphtérie. Vin. Élixir. Pilules de 6 centigrammes de deux à trois par jour. Mixture pour usage externe : Papaïne, 72 centigrammes; borax, 30 centigrammes; eau, 7ᵍʳ,20.

CARISSA XYLOPICRON Aub. Th. — Plante de la famille des Apocynacées.

SYN. — *Bois amer de Bourbon, Calac, Bois d'absinthe.*

HABITAT. — La Réunion.

PART. EMPL. — Écorce, feuilles, bois, racine.

COMP. CHIM. — M. H. Bocquillon a fait l'analyse de la plante et a trouvé un alcaloïde, une résine, un principe amer.

PROPR. THÉR. — Le Carissa xylopicron a une réputation méritée comme tonique, fébrifuge et amer.

Les médecins européens Pastoureau et Duchesne l'emploient contre les fièvres intermittentes; ils ont confirmé ses propriétés fébrifuges, et ils admettent que c'est un bon succédané du Quinquina.

On fabrique souvent des gobelets avec le bois; on fait macérer de l'eau pendant vingt-quatre heures, et on boit le liquide contenu en une seule fois, comme tonique amer et stomachique.

Les feuilles, qui sont très amères, sont aussi usitées comme fébrifuges et toniques.

Mode d'emploi. Doses. — Macération de poudre dans l'eau, le vin ou le tafia. On prescrit aussi la décoction de 30 grammes de bois pour 1 litre d'eau, à prendre en vingt-quatre heures.

CASIMIROA EDULIS Llav.—Plante de la famille des Rutacées-Xanthoxylées.

Syn. — *Sapote blanco.*

Habitat. — Mexique, Amérique centrale.

Part. empl. — La graine.

Comp. chim. — M. J. Sanchez, de Mexico, a trouvé un glucoside, la *Casimirosine,* essence, cire, huile fixe, résine.

Propr. thér. — Le docteur Lopez Hermosa a employé avec succès le Sapote blanco comme hypnotique à l'hôpital des femmes aliénées de Mexico, et il a obtenu cent vingt-cinq cas de sommeil bienfaisant contre un échec.

Le professeur F. Altamirano cite des observations curieuses de sommeil obtenu dans la méningite tuberculeuse et le rhumatisme articulaire aigu ; le Sapote blanco a fait disparaître les douleurs, tandis que tous les hypnotiques et analgésiques connus avaient échoué.

Les docteurs Armandariz, Torrès, Bulman, Martinez de Campo, Cortes et Bandera ont obtenu des effets heureux dans plus de quatre cent dix cas d'insomnie.

Le docteur Orvananos pose les conclusions suivantes : le Sapote blanco produit un sommeil tranquille et réparateur, semblable au sommeil normal; il favorise celui-ci, plutôt qu'il ne le provoque; on n'observe pas de cauchemars, ni d'état nauséeux, ni de céphalée. Son action est efficace dans tous les cas d'insomnie; il ne possède aucune action toxique et ne provoque même aucun phénomène physiologique.

MODE D'EMPLOI. DOSES. — Extrait alcoolique, à la dose de 0gr,50, 0gr,60 et même 0gr,75. Extrait fluide et teinture, à la dose de 1 gramme et 1gr,50.

CASSIA ALATA L. — Plante de la famille des Légumineuses; tribu des Cassiées.

SYN. — *Dartrier*.

HABITAT. — Martinique, Guyane, Brésil.

PART. EMPL. — Feuilles.

COMP. CHIM. — M. Porte a analysé cette plante et a trouvé de l'acide chrysophanique et du tanin.

PROPR. THÉR. — La poudre de feuilles, mélangée avec de l'axonge, est employée comme une pommade antiherpétique et contre les dartres, les ulcères et les affections de la peau. On l'emploie aussi contre l'anthrax.

Les feuilles prises en infusion à l'intérieur sont purgatives comme le Séné.

A la Martinique, on l'emploie contre la morsure des serpents.

CASSIA AURICULATA L. — Plante de la famille des Légumineuses; tribu des Cassiées.

Habitat. — Égypte.

Part. empl. — Graines.

Propr. thér. — Les graines sont employées en Égypte comme un remède populaire contre les affections inflammatoires des yeux, très fréquentes dans ce pays et désignées sous le nom d'ophtalmies d'Égypte.

Ainslie prescrit, à l'intérieur, les graines comme rafraîchissantes.

Graefe a obtenu de bons résultats dans l'opacité de la cornée.

Mode d'emploi. — On pulvérise les graines bien sèches, on les mélange avec une partie de sucre, et on fait dans l'œil des insufflations avec ce mélange.

CASSIA OCCIDENTALIS L. — Plante de la famille des Légumineuses; tribu des Cassiées.

Syn. — *Café nègre, Fedegosa, Herbe puante, Balambala.*

Habitat. — Mexique, Brésil, République Argentine, Soudan, la Réunion, Cochinchine, Inde, Sénégal, Guadeloupe, Antilles.

PART. EMPL. — Graines, tiges, feuilles, racines.

COMP. CHIM. — MM. Heckel, Schlagdenhaufen et Clouet ont étudié les graines, et ils n'ont pas trouvé d'autre principe que du tanin et une matière colorante, l'*Achrosine* de Clouet ($C^{11}H^{18}O^8$).

M. H. Bocquillon a analysé la tige et il a trouvé : cendres 5,53 %, huile fixe, résine, tanin et un alcaloïde assez abondant.

PROPR. THÉR. — Les graines jouissent au plus haut degré de propriétés fébrifuges et antipériodiques telles, qu'on s'en sert pour remplacer la quinine lorsque celle-ci a échoué. Elles sont en outre toniques et antianémiques.

La racine est tonique et diurétique.

Les feuilles sont fébrifuges et antipériodiques.

M. Martineau a préconisé cette plante comme reconstituante et antidysménorrhéique; elle est très utile contre la fièvre et les sueurs des phtisiques.

MODE D'EMPLOI. DOSES. — Infusion : racines, 30 grammes; graines, 45 grammes; feuilles, 60 grammes, pour 1 litre d'eau, à prendre en quatre fois dans la journée. Vin : 100 grammes de graines pour 1 litre de vin. Elixir : 500 gr. de teinture pour 500 grammes de sirop, à la dose de quatre cuillerées à café par jour (M. Natton).

CATESBÆA SPINOSA L. — Plante de la famille des Rubiacées.

Syn. — *Quinquina épineux.*

Habitat. — Guadeloupe, Martinique.

Part. empl. — L'écorce de la tige.

Propr. thér. — L'écorce de la tige est préconisée aux Antilles comme fébrifuge. Cette écorce est amère et constitue un faible fébrifuge, mais un bon tonique, qui convient aux convalescences longues.

Mode d'emploi. — On l'administre en décoction, à la dose de 60 grammes d'écorce pour 1 litre d'eau, à prendre en vingt-quatre heures.

CATHA EDULIS Forst. — Plante de la famille des Célastrinées.

Habitat. — Arabie, Afrique orientale.

Part. empl. — Feuilles.

Comp. chim. — Le professeur Shäer a obtenu un alcaloïde, la *Katine.*

Le docteur Paul a retiré un tanin analogue à celui du café et de la mannite.

Propr. thér. — Médicament d'épargne analogue au café, thé, kola, maté, et rendant des services analogues.

Les coursiers qui parcourent, en Arabie ou en Afrique, de grandes distances mâchent les feuilles pour conserver leurs forces, et on peut voir là un effet analogue à celui des feuilles de Coca.

L'infusion a une saveur agréable et produit une excitation particulière qui se rapproche beaucoup de celle du café et procure l'insomnie, mais sans fatigue.

MODE D'EMPLOI. — Infusion théiforme.

CAULOPHYLLUM THALICTROIDES Michx. — Plante de la famille des Berbéridées.

HABITAT. — Amérique du Nord.

PART. EMPL. — Le rhizome.

PROPR. THÉR. — Antispasmodique, tonique, diurétique; elle est de plus stimulante, sudorifique, emménagogue, utile dans la dernière période de la grossesse.

Les médecins américains considèrent la plante comme supérieure à l'ergot de seigle, quand l'aménorrhée résulte de la fatigue ou de la débilité.

Les médecins des États-Unis emploient la *Caulophylline* ou résine précipitée par l'eau de la teinture comme tonique.

MODE D'EMPLOI. DOSES. — Décoction (30 gr. pour 600 grammes d'eau), à la dose de 30 à 60 gr. Extrait fluide, à la dose de 1^{gr},5 à 3 grammes. Teinture 1/5, de 7 à 20 grammes. Caulophylline, de 10 à 25 grammes.

CAYAPONIA GLOBULOSA Si. Ma. — Plante de la famille des Cucurbitacées.

HABITAT. — Brésil.

PART. EMPL. — Les fruits.

COMP. CHIM. — M. E. Delpech a isolé un alcaloïde, la *Cayaponine*.

PROPR. THÉR. — Purgatif énergique, employé comme dépuratif dans les affections cutanées chroniques et agissant aussi comme emménagogue.

Les fruits sont drastiques, comme la coloquinte.

MODE D'EMPLOI. DOSES. — Poudre de fruits à la dose de 0gr,20 à 0gr,50 en paquets ou cachets.

CECROPIA PELTATA L. — Plante de la famille des Artocarpées.

SYN. — *Ambai, Bois Trompette, Bois Canon, Coulequin.*

HABITAT. — Guyane, Martinique, Guadeloupe, Brésil, République Argentine, Paraguay.

COMP. CHIM. — M. H. Bocquillon a fait l'analyse des feuilles de Cecropia; il a trouvé : poids de cendres 12,45 °/₀, tanin 2,75 °/₀, pas d'alcaloïde, glucoside en proportion manifeste.

PROPR. THÉR. — Le docteur Domingo Parodi dit qu'au Paraguay la décoction de feuilles jeunes de Cecropia est employée contre l'hydropisie et les inflammations du foie. Cette plante possède toutes les propriétés de la digitale; on en fait usage dans le traitement de l'asthme, dont elle passe pour un spécifique.

Les docteurs A. Gilbert et P. Carnot ont fait l'étude physiologique et thérapeutique du Cecropia, ils ont fait usage de l'extrait fluide. La toxicité est relativement faible, et on peut l'utiliser, à des doses assez fortes, sans accidents ; elle a une action cumulative, et ses effets durent plusieurs jours. Sur le cœur, le Cecropia agit en augmentant l'énergie de contraction du muscle cardiaque, la hauteur des pulsations est doublée et même triplée. Sur le rein, le Cecropia agit comme diurétique et peut tripler ou quadrupler la quantité d'urines normales.

MM. A. Gilbert et P. Carnot ont expérimenté l'extrait fluide de Cecropia à la dose habituelle de 30 gouttes par vingt-quatre heures pendant quatre à cinq jours chez des cardiaques asystoliques ; il survient à partir du troisième jour une diurèse abondante et telle, qu'un malade qui n'urinait que 500 grammes par jour émit successivement 700, 2500, 3100, 3100, 2600 et 2500 grammes. En même temps, l'état général s'améliore, la dyspnée diminue, les pulsations incomptables au début se ralentissent et se régularisent, et cet effet très remarquable est constant.

MODE D'EMPLOI. DOSES. — Extrait fluide de feuilles de Cecropia, à la dose de 30 gouttes par jour.

CELASTRUS SENEGALENSIS Lamk. — Arbre de la famille des Célastrinées.

SYN. — *Deck.*

HABITAT. — Sénégal.

PART. EMPL. — La racine.

COMP. CHIM. — Contient un glucoside, la *Célastrine,* analogue à la Ményanthine.

PROPR. THÉR. — La racine, qui est amère et astringente, est usitée contre les dysenteries chroniques; on l'emploie comme purgatif léger. C'est aussi un tonique amer.

MODE D'EMPLOI. DOSES. — Infusion de 30 gr. d'écorce de racines concassées pour 1 litre d'eau. Teinture 1/5, à la dose de 2 à 5 grammes.

CELOSIA NITIDA Wahl. — Plante de la famille des Amaranthacées.

SYN. — *Amarantine des Antilles.*

HABITAT. — Guadeloupe, Martinique.

PART. EMPL. — Sommités fleuries. Graines.

PROPR. THÉR. — L'Amarantine est très réputée aux Antilles comme diurétique et antidysentérique.

MODE D'EMPLOI. DOSES. — Infusion ou décoction de 60 grammes de sommités concassées pour 1 litre d'eau, à prendre en vingt-quatre heures.

CELTIS MADAGASCARENSIS Boj. — Plante de la famille des Celtidées.

SYN. — *Andrèze.*

HABITAT. — Madagascar, la Réunion.

PART. EMPL. — L'écorce de la tige.

Comp. chim. — M. H. Bocquillon a trouvé dans cette écorce : cendres, 10 0/0; tanin, 12 0/0; résine, 2 0/0.

Propr. thér. — A Madagascar et à la Réunion, l'Andrèze est employé comme fébrifuge, tonique et antidiarrhéique.

Mode d'emploi. Doses. — Décoction, à la dose de 30 grammes d'écorce pulvérisée pour 1 litre d'eau, contre les fièvres intermittentes et la dysenterie.

CELTIS OCCIDENTALIS Juss. — Plante de la famille des Celtidées.

Syn. — *Micocoulier à petites feuilles, Bois Ramon, Trophis d'Amérique.*

Habitat. — Guadeloupe, Martinique.

Part. empl. — Écorce de la tige.

Comp. chim. — L'écorce contient du tanin et un principe amer.

Propr. thér. — Poupée Desportes recommande ce médicament comme amer et fébrifuge.

Mode d'emploi. Doses. — On administre la poudre d'écorce, à la dose de 4 grammes dans du vin. On l'emploie aussi sous forme de décoction de poudre grossière d'écorce, à la dose de 16 gr. par litre d'eau.

CEPHALANTHUS AFRICANUS Afz. — Plante de la famille des Rubiacées.

Syn. — *Josse*, *Khoss*.

Habitat. — Sénégal.

Part. empl. — Écorce et feuilles.

Propr. thér. — L'écorce et les feuilles sont employées en décoction, au Sénégal, comme fébrifuge et comme remède certain contre les douleurs.

On l'emploie surtout contre les fièvres intermittentes et endémiques.

Mode d'emploi. Doses. — Décoction de 30 gr. dans 1 litre d'eau réduit à 500 grammes, cette décoction doit être édulcorée fortement à cause de l'amertume très forte de cette plante.

CEREUS GRANDIFLORUS D. C. — Plante de la famille des Cactacées.

Syn. — *Cactus grandiflorus*, L.

Habitat. — Mexique, Antilles.

Part. empl. — Feuilles et fleurs.

Comp. chim. — W. Sultan a isolé le principe actif, la *Cactine*.

Propr. thér. — Préconisé par les docteurs Huchard et O'Meara dans les affections organiques du cœur, le Cactus paraît rendre des services quand la digitale, le strophanthus n'ont pas réussi. Cette plante est surtout utile dans les palpitations du cœur hypertrophié par suite d'un exercice musculaire prolongé et excessif, ou quand l'hypertrophie n'est pas compensatrice, et surtout dans la régurgitation aortique.

Le docteur Pelzer emploie le Cactus contre l'épuisement sexuel, en relevant l'action du plexus cardiaque des sympathiques et en améliorant la nutrition cardiaque.

Le docteur William dit que le Cactus agit surtout sur les nerfs accélérateurs du cœur, sur les ganglions sympathiques, en abrégeant la diastole et en stimulant les centres nerveux spino-moteurs. Il est indiqué dans l'abus du tabac, du thé, de l'alcool et de la morphine.

Les docteurs Harvey et Bird le recommandent dans le rhumatisme chronique et subaigu, surtout lorsque les articulations sont prises, dans le but de prévenir les complications cardiaques.

Le docteur Engestd le considère comme un spécifique de l'angine de poitrine.

Quant à la Cactine, elle a été employée par les docteurs O'Meara et Myers pour augmenter l'énergie des contractions musculaires du cœur. A l'inverse de la digitaline, la Cactine peut être administrée d'une façon continue sans danger d'accumulation ni troubles du côté de l'estomac.

MODE D'EMPLOI. DOSES. — Teinture 1/5, de 10 à 40 gouttes, trois fois par jour. Extrait fluide, de 5 à 20 gouttes.

CESTRUM AURICULATUM L'hér. — Plante de la famille des Solanacées.

HABITAT. — Guadeloupe, Martinique.

PART. EMPL. — Écorce de la tige.

PROPR. THÉR. — La plante est employée aux Antilles comme fébrifuge et comme calmant. On l'utilise surtout contre les hémorroïdes et l'œdème des membres inférieurs.

MODE D'EMPLOI. DOSES. — Infusion de 30 gr. de poudre d'écorce pour 1 litre d'eau, à prendre en vingt-quatre heures.

CHENOPODIUM FŒTIDUM Schr. — Plante de la famille des Chenopodiacées.

SYN. — *Epazote de zorillo.*

HABITAT. — Mexique.

PART. EMPL. — Les feuilles.

COMP. CHIM. — Essence, résine acide, un tanin de fonction glucosidique, un alcaloïde, acide tartrique.

PROPR. THÉR. — La plante est réputée comme anthelminthique; elle passe pour stomachique, mais les expérimentations dans les hôpitaux de Mexico n'ont pas confirmé cette dernière propriété.

MODE D'EMPLOI. DOSES. — Extrait hydro-alcoolique, à la dose de 1 gramme et demi à 4 grammes. Essence, à la dose de 10 à 30 gouttes en capsulines.

CHIMOPHILA UMBELLATA Nutt. — Plante de la famille des Ericacées.

Syn. — *Herbe d'hiver, Pipissena.*

Habitat. — Russie d'Europe et d'Asie, Amérique du Nord.

Part. empl. — Feuilles.

Comp. chim. — Fairbank a isolé une substance neutre, la *Chimophiline*, $C^{10}H^{19}O$, analogue à l'ursone, soluble dans le chloroforme, l'éther et l'alcool, insoluble dans l'eau.

Propr. thér. — Cette plante est diurétique, tonique et astringente.

Elle est employée aux États-Unis, particulièrement dans la scrofule, les rhumatismes et les affections néphrétiques. On l'a surtout recommandée dans l'hydropisie accompagnée de désordres de la digestion et de faiblesse générale, ainsi que dans les affections des voies urinaires qui nécessitent l'emploi de diurétiques. Dans la scrofule, on le prescrit, soit à l'intérieur, soit à l'extérieur, sous forme de lotions, et pour la guérison des ulcères rebelles et des éruptions cutanées.

Le docteur Sommerville recommande cette plante dans le rhumatisme, les affections du rein, l'hydropisie accompagnée de désordres digestifs, et la débilité générale.

Le docteur Abet la prescrit comme diurétique dans la période asystolique des affections cardiaques.

Mode d'emploi. Doses. — Extrait fluide de feuilles, à la dose de 7 à 8 grammes, trois à quatre fois par jour. Décoction de 10 grammes de feuilles pour 100 grammes d'eau à prendre en trois fois.

CHIOCOCCA ANGUIFUGA Mart.—Plante de la famille des Rubiacées.

Syn. — *Cainca, Liane de Sorcier.*

Habitat. — Guyane, Pérou, Paraguay, Antille, République Argentine.

Part. empl. — Racine.

Comp. chim. — Pelletier et Caventou ont isolé un glucoside, la *Caincine*, $C^{80}H^{64}O^{36}$, et une matière colorante jaune.

Propr. thér. — A la Guadeloupe, on s'en sert contre la syphilis et les rhumatismes. La poudre est employée comme styptique sur les ulcères.

Au Brésil, Martius et D. Parodi l'ont préconisé contre la morsure du serpent, en employant la poudre à l'intérieur et à l'extérieur. Elle réussit très bien contre la morsure des vipères, des cérastes et même d'un serpent réputé fort dangereux au Brésil, le cainana, d'où dérive le nom de *Cainca.*

En Europe, il fut introduit par le médecin russe Langsdorff.

François l'a préconisé en France comme un spécifique des hydropisies essentielles et symptomatiques.

Faucher dit que le Cainca est tonique et qu'il détermine des évacuations légères.

Mode d'emploi. Doses. — Décoction, à la dose de 8 grammes dans 1 litre d'eau. Poudre, à la dose de 2 grammes. Caincine, à la dose de 20 à 30 centigrammes.

CHIONANTHUS VIRGINICA L. — Plante de la famille des Oléacées.

Syn. — *Arbre de neige.*

Habitat. — États-Unis.

Part. empl. — La racine.

Comp. chim. — Contient de la Saponine.

Propr. thér. — Les médecins des États-Unis prescrivent l'Arbre de neige sous forme d'extrait fluide comme apéritif, cholagogue, diurétique et altérant; elle paraît réussir dans la jaunisse. Dans les cas d'indolence du foie, on l'associe à la Podophylline.

Mode d'emploi. Doses. — Extrait fluide, de 2 à 6 grammes.

Mixture :

Extrait fluide de Chionanthus.	30 grammes.
Podophylline	4 —
Acétate de potasse.	2 —
Eau.	120 —

Dose : 4 grammes toutes les trois ou quatre heures.

CHLORANTHUS OFFICINALIS Blum. — Plante de la famille des Pipéracées.

Habitat. — Java.

Part. empl. — Racines, feuilles.

Propr. thér. — Les racines, qui ont une odeur camphrée et une saveur aromatique et amère qui ressemble à l'aristoloche, sont employées pour combattre les spasmes utérins.

Les feuilles sont employées avec succès contre la variole maligne des enfants, contre les fièvres accompagnées de débilité et de suppression des fonctions de la peau.

Blume dit que cette plante est un des stimulants les plus énergiques qui existent, et la préconise contre les fièvres intermittentes.

Mode d'emploi. Doses. — Poudre, à la dose de 2 grammes. Infusion de 15 grammes dans 1 litre d'eau, à prendre en vingt-quatre heures.

CIMICIFUGA RACEMOSA Ell. — Plante de la famille des Renonculacées; tribu des Actées.

Syn. — *Actæa spicata* L.

Habitat. — Amérique du Nord.

Comp. chim. — Il contient une résine et un alcaloïde, la *Cimicifugine.* Aux États-Unis, on appelle *cimifugin* le précipité de la teinture par l'eau, recueilli et séché.

Propr. thér. — Le professeur Albert Robin l'emploie sous forme de teinture pour faire disparaître rapidement les bourdonnements d'oreille.

Altérant, diaphorétique et nervin dans les rhumatismes, les spasmes, les maux de tête et l'hypocondrie.

Le docteur Knox l'emploie avec succès dans les accouchements : il diminue de moitié la durée des deux premières périodes de l'accouchement; il a un effet sédatif, calme l'irritabilité réflexe, la nausée, le prurit et l'insomnie, troubles si fréquents durant les six dernières semaines de la grossesse, et même les fait disparaître complètement; de même que l'ergot, il assure la contraction utérine après la délivrance.

MODE D'EMPLOI. DOSES. — Teinture 1/5, de 15 à 60 gouttes. Extrait fluide, de 10 à 30 gouttes. Cimicifugin, de 5 à 20 centigrammes en pilules.

CLEOME PENTAPHYLLA L. — Plante de la famille des Capparidées.

HABITAT. — Guyane, Antilles, Inde.

PART. EMPL. — Les graines.

PROPR. THÉR. — Les graines sont stimulantes, antiscorbutiques, apéritives, diurétiques. Elles présentent les propriétés antiscorbutiques du cresson et du cochléaria. Dans quelques pays, on l'utilise comme condiment et comme médicament au lieu de la moutarde.

En usage externe, on les emploie comme rubéfiant, et en topiques contre les otites.

CLIBADIUM BIOCARPUM Mart. — Plante de la famille des Composées; Sénécionidées.

Syn. — *Barbasco.*

Habitat. — Vénézuéla, Mexique.

Part. empl. — Tiges de la plante.

Comp. chim. — Contient un alcaloïde, la *Cliba-
dine.*

Propr. thér. — Les tiges, dont l'action est
irritante et constitue même un violent poison,
sont employées par les indigènes dans les maladies des yeux.

On s'en sert également comme teinture de cheveux pour leur rendre la couleur naturelle.

CLITORIA TERNATEA L. — Plante de la famille
des Légumineuses; Papilionacées.

Habitat. — Inde.

Part. empl. — Racines, graines.

Propr. thér. — La racine est purgative et diurétique. Sous forme d'extrait alcoolique, elle constitue un purgatif très violent. Sous forme d'infusion, elle agit comme émollient dans l'irritation
de la vessie et de l'urètre; elle est diurétique et
laxative.

Les graines ont une action purgative prompte
et sûre.

Mode d'emploi. Doses. — Infusion, 4 à 8 gr.
de racines dans un litre d'eau. Extrait alcoolique
de racines, à la dose de 30 à 50 centigrammes.
Poudre de graines, à la dose de 2 à 4 grammes.

COCCOLOBA UVIFERA L. — Plante de la famille des Polygonacées.

Syn. — *Raisinier d'Amérique, Palétuvier rouge*.

Habitat. — Guyane, Antilles.

Part. empl. — Écorce, feuilles, fruits.

Propr. thér. — Les fruits, qui sont comestibles, sont acidulés et astringents. Le suc des fruits est usité contre les fièvres intermittentes.

L'écorce et les feuilles donnent par décoction un extrait rouge brun, qui est un des kinos du commerce et peut être employé comme tel.

Comme astringent, cet extrait peut être employé contre les diarrhées, les dysenteries, les hémorragies de l'utérus, la leucorrhée et les affections de la gorge.

Mode d'emploi. — Extrait aqueux d'écorce ou de feuilles, à la dose de 0gr,50 à 2 grammes. Décoction de 45 grammes d'écorce par litre d'eau, à prendre en vingt-quatre heures.

COIX LACRYMA JOBI L. — Plante de la famille des Graminées.

Syn. — *Larmes de Job*.

Habitat. — Indo-Chine, la Réunion, Chine, Japon.

Propr. thér. — Les graines, analeptiques, sont très usitées en Extrême-Orient; l'alcool retiré des graines est employé dans les affections rhumatismales. La décoction et la teinture ont un effet diurétique, dépuratif et rafraîchissant; on les emploie comme émollients dans les affections catarrhales, la bronchite et les inflammations des voies urinaires.

MODE D'EMPLOI. DOSES. — Décoction de 50 gr. de graines dans 1 litre d'eau. Teinture 1/5, à la dose de 10 à 20 grammes.

COLUBRINA RECLINATA Brongn. — Plante de la famille des Rhamnacées.

SYN. — *Mabi*, *Bois de fer*, *Bois Costière*.

HABITAT. — Guadeloupe, Amérique du Sud.

PART. EMPL. — Écorce de la tige, feuilles.

COMP. CHIM. — M. H. Bocquillon a fait l'analyse de cette écorce; il a trouvé un glucoside de 7 à 8 %, du tanin 9 %, de la cire, une huile grasse verte. Cendres $= 7,35$ %.

PROPR THÉR. — L'écorce est employée comme antiscorbutique, stomachique, tonique et laxatif.

Les feuilles sont fébrifuges, vermifuges et antidysentériques.

MODE D'EMPLOI. DOSES. — Infusion théiforme de feuilles. Décoction de l'écorce (15 grammes pour 1000 grammes d'eau), employée en boisson. Extrait fluide, de 10 à 20 gouttes.

COMBRETUM RAMBAULTII Heck. — Plante de la famille des Combrétacées.

Syn. — *Kinkeliba*.

Habitat. — Sénégal, Soudan, Rio-Nunez et Sierra-Leone.

Part. empl. — La feuille.

Comp. chim. — MM. Heckel et Schagdenhauffen ont trouvé dans la feuille du tanin et du phlobaphène (produit d'oxydation du tanin), et de l'azotate de potasse en grande quantité.

Propr. thér. — D'après M. Raimbault et le R. P. Sébire, missionnaires apostoliques, cette plante est tonique, diurétique, émétique, cholagogue. Elle a donné des résultats remarquables et même constitué le spécifique contre la fièvre bilieuse hématurique, contre laquelle tous les médicaments avaient échoué.

Cette terrible maladie, qui frappe surtout les Européens, est le véritable fléau de l'Afrique centrale et méridionale. Aussi cette drogue a besoin d'attirer l'attention des médecins, d'être l'objet de nombreuses études pour vaincre cette fièvre hématurique, aussi pernicieuse et dévastatrice que la fièvre jaune.

Mode d'emploi. Doses. — Décoction de feuilles (16 grammes pour 1 litre d'eau), à prendre par 250 grammes toutes les dix minutes.

COMMELINA PALLIDA H. B. — Plante de la famille des Commélinacées.

Syn. — *Yerba del Pollo*.

Habitat. — Mexique.

Part. empl. — Plante entière.

Propr. thér. — La plante jouit depuis long-temps, au Mexique, de propriétés hémostatiques, et les naturels appliquent la plante contusée ou mâchée directement sur les plaies ou section des membres.

Le docteur M. Toussaint a expérimenté cette plante dans les divers cas d'hémorragies en relatant les observations :

1° Métrorragies. — Avec des injections de cette plante, on a pu guérir en un seul jour des hémorragies utérines, même dues à des néoplasmes, dans des cas d'affections malignes de l'utérus (fongus, hématodes).

2° Hémorragies. — Par suite d'extirpation d'une tumeur de l'anse de la mâchoire inférieure, une hémorragie considérable s'était déclarée, et elle a cédé rapidement par l'application des feuilles mâchées. Dans de nombreuses hémorragies, le docteur Toussaint a remarqué que des infusions ou de l'extrait aqueux avaient eu un effet prompt et sûr.

3° Leucorrhées. — La plante administrée en injections donne de très bons résultats dans la leucorrhée et agit de même encore dans des cas d'hémoptisie, d'épistaxis et de flux hémorrhoïdal.

Mode d'emploi. Doses. — Les préparations

employées sont : la pâte, obtenue par la cuisson ou la contusion des feuilles fraîches ; puis l'extrait aqueux, avec lequel on prépare des pilules administrées à l'intérieur, à la dose de 5 à 10 centigrammes ; les injections sont préparées avec 4 à 30 grammes d'extrait pour 500 grammes d'eau.

COMOCLADIA INTEGRIFOLIA L. — Plante de la famille des Térébinthacées ; tribu des Anacardiacées.

Syn. — *Brésillette, Faux Brésillet, Tinette, Bois Cœur-rouge.*

Habitat. — Antilles et Amérique tropicale.

Part. empl. — L'écorce et le suc de l'écorce, feuilles.

Propr. thér. — L'écorce possède des propriétés hypnotiques.

Le suc de l'écorce, qui est visqueux et très âcre, détruit les verrues et modifie avantageusement les dartres.

Les feuilles sont sternutatoires.

CONYZA FILAGINOIDES D. C. — Plante de la famille des Composées.

Syn. — *Simonillo.*

Habitat. — Mexique.

Part. empl. — Plante entière.

Comp. chim. — Analysé à l'Institut médico-national de Mexico, on y a isolé un principe amer, jaune, avec les alcaloïdes et de la résine.

PROPR. THÉR. — Au Mexique, depuis la plus haute antiquité, on a employé cette plante pour combattre certaines affections gastro-intestinales, etc.

Plusieurs médecins l'emploient comme amer tonique dans les catarrhes gastriques accompagnés de dyspepsie et de perte d'appétit. On en fait aussi usage pour guérir les coliques hépatiques.

Le docteur E. Liceaga l'applique dans de nombreux cas de catarrhes hépatiques; les effets sont très satisfaisants : la douleur est calmée, l'ictère diminue, et surtout elle produit une action cholagogue manifeste; elle provoque les contractions de l'intestin, mais il ne faut pas l'employer à haute dose, car elle provoquerait des vomissements.

MODE D'EMPLOI. DOSES. — Décoction de 20 gr. de plante concassée pour 500 grammes d'eau. Extrait hydro-alcoolique, à la dose de 20 à 50 centigrammes.

CONYZA LOBATA L. — Plante de la famille des Composées.

SYN. — *Neurolœna lobata* R. Br. *Herbe à pique.*

HABITAT. — Guadeloupe, Martinique, Mexique, Paraguay, Pérou.

PART. EMPL. — Feuilles et tiges.

Comp. chim. — On trouve de l'inuline en abondance dans la plante.

Propr. thér. — Toute la plante est usitée aux Antilles comme fébrifuge, employée en infusion; on l'a même indiquée comme succédané du quinquina. Elle jouit de propriétés expectorantes, sudorifiques et stimulantes.

Les feuilles sont usitées comme vulnéraires et emménagogues.

Aux Antilles et au Paraguay, la plante est employée comme alexitère et même comme préventif contre la morsure des serpents.

Mode d'emploi. Doses. — Infusion de 30 gr. pour 1 litre d'eau.

COPTIS ANEMONŒFOLIA Sal. — Plante de la famille des Renonculacées.

Habitat. — Japon, Inde.

Part. empl. — Rhizome.

Comp. chim. — Contient de la Berbérine dans la proportion de 8 à 9 $^{0}/_{0}$.

Propr. thér. — Tonique amer, employé par les Hindous dans la débilité, la convalescence, la dyspepsie atonique, et les fièvres intermittentes légères.

Au Japon, le rhizome est un amer fort estimé à l'égal du quassia, de la gentiane et du colombo, et que l'on emploie sous forme d'infusion contre les aphtes et la stomatite des enfants.

3*

Mode d'emploi. Doses. — Poudre de rhizome, à la dose de 0gr,50 à 1gr,50. Teinture de 2 à 8 gr. Infusion (20 à 500 grammes d'eau), à la dose de 30 à 60 grammes, trois fois par jour.

CORDIA GERASCANTHUS L. — Plante de la famille des Borraginées-Cordiacées.

Syn. — *Mapou blanc, Sebestes.*

Habitat. — Guadeloupe, Inde, Perse.

Part. empl. — Fruits, feuilles, graines.

Propr. thér. — Les fruits, qui sont comestibles, sont employés en médecine comme émollients, béchiques, laxatifs.

Les feuilles sont toniques et stimulantes.

Les graines, réduites en poudre et mises sous forme de pâte, sont employées contre les dartres et les maladies de peau.

CORNUS FLORIDA L. — Plante de la famille des Cornacées.

Habitat. — États-Unis.

Part. empl. — Racine, écorce.

Comp. chim. — Geiger a retiré de la racine une substance blanche, cristallisée, amère, soluble dans l'eau et l'alcool, qu'il a nommée *cornine* ou acide cornique.

Propr. thér. — L'écorce de la tige ou de la racine est tonique, astringente, et on lui attribuait des propriétés fébrifuges analogues à celles du quinquina.

On emploie de préférence l'écorce sèche, qui jouit des mêmes propriétés thérapeutiques que l'écorce fraîche et qui n'attaque pas comme elle l'intestin et l'estomac.

Les fruits sont également astringents.

MODE D'EMPLOI. DOSES. — L'extrait fluide, qui est officinal aux États-Unis, s'administre à la dose de 2 grammes par jour. La poudre d'écorce se donne à la dose de 1ʳ,50 à 4 grammes, à doses plusieurs fois répétées dans l'intervalle des accès de fièvre.

CORYPHA CERIFERA Arruda. — Plante de la famille des Palmiers.

SYN. — *Carnauba.*

HABITAT. — Brésil.

PART. EMPL. — La racine.

PROPR. THÉR. — Altérant et diurétique; elle possède les mêmes propriétés, et plus actives, que la Salsepareille. On l'emploie contre les accidents secondaires de la syphilis, ulcérations et éruptions syphilitiques, et aussi contre les affections rhumatismales.

MODE D'EMPLOI. DOSE. — Décoction, 30 gr. pour 500 grammes d'eau par jour.

COSCINIUM FENESTRATUM Colebr. — Plante de la famille des Ménispermacées.

SYN. — *Mara, Maujol.*

HABITAT. — Inde, Ceylan.

PART. EMPL. — La racine, tige.

COMP. CHIM. — Contient de la *Berbérine*.

PROPR. THÉR. — La racine de Coscinium est un tonique amer, usité sous forme de teinture ou d'infusion comme succédané du Colombo. Elle offre sur ce dernier l'avantage d'être plus fébrifuge, probablement à cause de la Berbérine. Cette racine serait la substance la plus antiseptique parmi les végétaux ; des travaux entrepris à l'Institut Pasteur ont confirmé cette fonction antiseptique. Des viandes immergées dans une infusion froide de la tige auraient pu se conserver pendant plusieurs semaines.

MODE D'EMPLOI. DOSES. — Infusion, à la dose de 10 grammes de racine ou de tige concassées dans 500 grammes d'eau. Teinture 1/5, à la dose de 1 à 4 grammes.

CRATŒGUS CRUS GALLI L. — Plante de la famille des Rosacées.

SYN. — *Tejocote*.

HABITAT. — Mexique.

PART. EMPL. — La racine.

COMP. CHIM. — Contient deux acides, trois résines, tanin.

PROPR. THÉR. — On fait usage de la décoction de la racine comme ayant une action diurétique dans les maladies où la diurèse est utile ou nécessaire On a fait des essais comparatifs avec la diurétine, et la plante a donné les mêmes résultats que le produit chimique.

On emploie aussi cette plante comme cardiaque et ayant une action légère, compensatrice et modificatrice du système valvulaire. Cardiaque, à action faible, mais sans danger, et dont on peut faire usage longtemps sans aucun inconvénient.

Ces faits corroborent ceux que le docteur Huchard avait conclus de l'action du *Cratægus oxyacanthus*.

Mode d'emploi. Doses. — Décoction de 10 à 20 grammes de racine concassée dans 1 litre d'eau, à prendre en vingt-quatre heures.

CRESCENTIA CUJETE L. — Plante de la famille des Bignoniacées.

Syn. — *Calebassier*.

Habitat. — Antilles, Guyane, Brésil, Vénézuéla.

Part. empl. — L'écorce.

Propr. thér. — On emploie l'écorce contre les diarrhées muqueuses. La pulpe du fruit, qui est aigrelette, est laxative et expectorante.

Mode d'emploi. Doses. — Extrait alcoolique de 10 à 60 centigrammes (dose purgative). Décoction de 30 grammes d'écorce pour 1 litre d'eau, à prendre à la dose d'une tasse à thé deux à trois fois par jour.

CROTON DIOICUM Cav. — Plante de la famille des Euphorbiacées.

Syn. — *Yerba del Zorrillo.*

Habitat. — Mexique.

Part. empl. — Racines, feuilles, graines.

Comp. chim. — Le professeur Moralès a analysé la racine ; elle contient : essence, résine acide, résine neutre, principe amer, acide tannique.

Propr. thér. — Les graines possèdent les propriétés rubéfiantes et purgatives des graines de Croton tiglium.

Les racines ont une action purgative et s'emploient contre la syphilis.

Le docteur Martinez del Campo l'a administré en forme de poudre de racine contre la constipation, les indigestions, la congestion hépatique, et a observé que son action se manifeste au bout de une heure et demie à trois heures sans coliques. Il l'a aussi expérimenté dans des cas d'atonie intestinale consécutive à une lésion médullaire.

Le docteur M. Guttierrez l'emploie comme laxatif à des doses de 30 centigrammes et se loue de son usage. Il emploie aussi la décoction contre la syphilis.

Mode d'emploi. Doses. — Décoction des feuilles ou des racines, à la dose de 5 à 20 grammes pour 500 grammes d'eau. Poudre, à la dose de 30 centigrammes comme laxatif, et de 1 à 2 grammes comme purgatif.

CROTON MORIFLORUM Willd. — Plante de la famille des Euphorbiacées.

SYN. — *Palillo.*

HABITAT. — Mexique.

PART. EMPL. — Feuilles.

COMP. CHIM. — Les feuilles contiennent : essence, résine, glucoside, acides malique, citrique, oxalique.

PROPR. THÉR. — Les feuilles sont employées comme analgésiques.

Le docteur Ortiz en a fait usage avec succès contre les névralgies, les douleurs d'oreilles, les douleurs de tuberculose intestinale, les gastrites.

Le professeur Fr. Rio de la Loza a vu cesser les douleurs d'un cancer d'estomac.

Le docteur Terres a obtenu de bons résultats dans des névralgies intercostales, des névralgies dentaires, des rhumatismes articulaires, des lumbagos, des douleurs de cirrhotiques et de syphilitiques.

MODE D'EMPLOI. DOSES. — Extrait fluide, à la dose de 2 à 4 grammes. Teinture 1/5, à la dose de 4 à 10 grammes.

CRYPTOCHŒTES ANDICOLA R. Br. — Plante de la famille des Composées.

Syn. — *Huamanripa*.

Habitat. — Chili, Brésil.

Part. empl. — Feuilles.

Comp. — Contient une essence et une résine.

Propr. thér. — D'après le docteur Bignon, cette plante passe dans ces pays pour un spécifique des affections de l'appareil respiratoire. Les Indiens l'emploient contre l'hémoptisie.

Mode d'emploi. Doses. — Infusion, 30 gr. de feuilles dans 250 grammes d'eau.

CYPRIPEDIUM PUBESCENS Willd. — Plante de la famille des Orchidées.

Syn. — *Sabot de Vénus*.

Habitat. — Amérique du Nord.

Part. empl. — Le rhizome.

Propr. thér. — Tonique, stimulant, antispasmodique et diaphorétique. On utilise en Amérique une préparation appelée *Cypripédin*, obtenue en précipitant par l'eau la teinture alcoolique et en séchant la poudre obtenue. Ce corps est, en outre des propriétés de la racine, narcotique; on peut donc le donner comme tel aux enfants en guise d'Opium, qui leur est interdit. On s'en sert aussi pour combattre les maladies nerveuses et l'épilepsie.

Mode d'emploi. Doses. — Extrait fluide de la racine, de 16 à 20 centigrammes. Poudre de rhizome, 1 gramme.

DALBERGIA FRONDOSA Roxb. — Plante de la famille des Légumineuses; tribu des Papillionacées.

HABITAT. — Inde.

PART. EMPL.—Écorce, graines, feuilles, racine.

PROPR. THÉR. — L'écorce de cette plante est usitée à l'intérieur dans la dyspepsie.

Les graines donnent une huile utilisée en frictions dans les rhumatismes.

Les feuilles écrasées servent à guérir la lèpre et les maladies cutanées; on les emploie aussi en infusions, en gargarismes, dans les maladies de gorge et les aphtes.

Le suc de la racine est employé à l'intérieur contre la blennorragie, et à l'extérieur contre les ulcères.

MODE D'EMPLOI. — Infusion d'écorce, 30 gr. pour 1 litre d'eau.

DAMMARA AUSTRALIS Don. — Plante de la famille des Conifères.

SYN. — *Kaori*.

HABITAT. — Nouvelle-Calédonie et Nouvelle-Zélande.

PART. EMPL. — La résine.

COMP. CHIM. — Thomson en Angleterre, Dulk en Allemagne, et H. Bocquillon en France, ont fait l'étude chimique; ils ont trouvé : le *Dammarol* ($C^{40}H^{28}O^3$) (Thomson), *Dammarylène* ($C^{45}H^{36}$)

(H. Bocquillon), *Dammaryle* ($C^{45}H^{12}$) (Dulk), *acide Dammarique* ($C^{50}H^{30}O^{6}$) (H. Bocquillon).

PROPR. THÉR. — La résine a été préconisée par le docteur Fornet dans les affections cutanées, où elle peut remplacer le collodion et la Traumaticine.

Donnée à l'intérieur, elle aurait aussi une action favorable contre le catarrhe vésical.

La solution alcoolique sirupeuse, d'odeur agréable, peut remplacer le collodion pour le pansement des plaies et a été employée pour remplacer la teinture de benjoin dans le pansement de la carie dentaire.

La solution de cette résine dans son essence peut être employée pour les préparations histologiques comme le baume de Canada.

La résine entre dans la préparation des emplâtres dits caoutchoutés, préconisés par Unna de Hambourg.

DANAIS FRAGRANS Gærtn. — Plante de la famille des Rubiacées.

SYN. — *Liane jaune, Liane bœuf, Lingue noire, Bois à dartres.*

HABITAT. — La Réunion, Madagascar.

PART. EMPL. — Racine, écorce du bois, feuilles.

COMP. CHIM. — M. F. Schlagdenhaufen a isolé un glucoside, la *Danaïdine* ($C^{14}H^{14}O^{5}$), et une matière colorante jaune qui rougit par les alcalis.

PROPR. THÉR. — La racine est tonique et fébrifuge. Le bois est usité contre les dartres, d'où son nom vulgaire.

Le suc frais des feuilles est employé pour cicatriser les plaies.

MODE D'EMPLOI. DOSES. — Décoction de la racine (15 pour 1000 d'eau), à la dose de 60 gr. à la fois.

DERRIS ELLIPTICA Benth. — Plante de la famille des Légumineuses; tribu des Dalbergiées.

SYN. — *Aker Tuba*.

HABITAT. — Java, Bornéo.

PART. EMPL. — La racine.

COMP. CHIM. — Gresshoff a trouvé du tanin, du rouge de Derris, un glucoside, la *Derrine*.

PROPR. THÉR. — La racine du *Derris elliptica* est employée, chez les Malais, pour empoisonner les poissons.

Les naturels de Bornéo s'en servent pour préparer un composé toxique pour empoisonner les flèches.

Prise à l'intérieur à petite dose, le Derris posséderait des propriétés hypnotiques considérables; mais il serait bon de vérifier ces vertus thérapeutiques avant de l'employer d'une façon courante.

DIOSCOREA VILLOSA L. — Plante de la famille des Dioscoréacées.

Syn. — *Igname sauvage.*

Habitat. — États-Unis, Chine, Inde.

Part. empl. — Rhizome.

Propr. thér. — Le rhizome est regardé comme antispasmodique, diaphorétique, expectorant, cardiaque, et on le recommande contre les coliques bilieuses.

Dans la Virginie, ce rhizome est connu par les noirs sous le nom de *Rheumatic-root*, parce qu'on l'emploie contre les rhumatismes.

Dans l'Inde, on l'emploie à l'extérieur, en applications sur les ulcères.

Mode d'emploi. Doses. — Infusion de 30 gr. de rhizome dans 600 grammes d'eau, à prendre en deux fois.

DIOSPYROS MELANOXYLON Roxb. — Plante de la famille des Ébénacées.

Syn. — *Ébène vrai.*

Habitat. — Inde, Madagascar, Maurice.

Part. empl. — Fruit, écorce.

Propr. thér. — Le fruit est employé, dans l'Inde surtout, sous forme d'extrait de suc dépuré; on l'emploie comme un excellent astringent, très utile dans la diarrhée et la dysenterie chronique.

On l'utilise aussi en injections fort utiles contre la leucorrhée et les hémorragies utérines.

L'écorce est astringente et amère, et a été recommandée comme fébrifuge.

MODE D'EMPLOI. DOSES. — Extrait aqueux, à la dose de 5 à 30 centigrammes, trois fois par jour, à l'intérieur. Solutions de 8 grammes d'extrait dans 600 grammes d'eau, pour injections.

DIPTEROCARPUS LŒVIS Gærtn. — Plante de la famille des Diptérocarpées.

SYN. — *Gurjun.*

HABITAT. — Inde, Indo-Chine.

PART. EMPL. — Baume découlant de la tige.

COMP. CHIM. — Fluckliger a analysé le baume de Gurjun; il a trouvé une huile essentielle ($C^{20}H^{32}$), une résine acide qui contient de l'acide Gurjunique ($C^{44}H^{64}O^{5} + 3H^{2}O$), une résine indifférente ($C^{8}H^{46}O^{2}$).

PROPR. THÉR. — Le docteur Shaugnessy a préconisé l'emploi du baume de Gurjun comme succédané du Copahu pour combattre les accidents blennorragiques, le catarrhe pulmonaire et les sécrétions muco-purulentes de la vessie.

Recommandé par le docteur Murrell comme un bon expectorant dans la bronchite, ne provoquant pas d'éruptions comme beaucoup de balsamiques.

Le docteur Vidal l'emploie à l'extérieur contre la lèpre; il le considère comme le meilleur topique pour guérir les ulcérations lépreuses. Le docteur Vidal prescrit une émulsion à parties égales de baume de Gurjun et d'eau de chaux pour étendre sur des plumasseaux de charpie avec lesquels on panse les ulcérations lépreuses.

Mode d'emploi. Doses. — Le Baume se prend à l'intérieur à la dose de 2 à 4 grammes. On peut en préparer des capsules gélatineuses et des bols.

DODONEA VISCOSA L. — Plante de la famille des Sapindacées.

Syn. — *Reinette*.

Habitat. — Inde, Cap, la Réunion.

Part. empl. — Feuilles, écorce.

Propr. thér. — Les feuilles, qui sont amères, sont usitées comme fébrifuges et contre les coliques flatulentes. Au Cap, ces mêmes feuilles sont employées comme purgatives.

L'écorce en décoction sert à préparer des bains et des fomentations astringentes.

A la Réunion, les feuilles sont usitées comme sudorifiques et employées contre la goutte et le rhumatisme.

Mode d'emploi. Dose. — Décoction de 60 gr. de feuilles ou d'écorce dans 1 litre d'eau, à prendre en vingt-quatre heures.

DORSTENIA BRASILIENSIS Lamk. — Plante de la famille des Morées.

Syn. — *Contrayerva*.

Habitat. — Brésil, Martinique, Guadeloupe.

Part. empl. — Les racines.

Comp. chim. — M. H. Bocquillon a fait l'analyse de la racine de *Dorstenia brasiliensis;* il a trouvé : cendres, 9,836 0/0, huile fine, essence et un glucoside.

Prop. thér. — La racine est employée contre la morsure des serpents, d'où son nom de *Contrayerva*. Ce médicament stimule les organes digestifs, dans l'atonie de l'estomac et de l'intestin; de plus, il est diaphorétique et excitant.

Mode d'emploi. Doses. — Infusion de 10 gr. de racines pour 1 litre d'eau. Poudre de racine, en cachets de 2 à 8 grammes par jour.

DUBOISIA HOPWOODII M. — Plante de la famille des Solanacées.

Syn. — *Pituri*.

Habitat. — Australie.

Part. empl. — La graine.

Comp. chim. — M. A. Petit a trouvé un alcaloïde, la *Piturine* ($C^{12}H^{16}Az$).

Prop. thér. — Tonique énergique, qui convient aux cas de débilité extrême et dont le Dr Bancroft compare l'action à celle de la strychnine.

DUBOISIA MYOPOROIDES R. Br. — Plante de la famille des Solanacées.

Habitat. — Australie.

Part. empl. — Les feuilles.

COMP. CHIM. — Contient un alcaloïde, la *Duboisine*.

PROP. THÉR. — Employé avec succès dans les maladies des yeux. Le Dr Dujardin-Beaumetz l'a substitué à l'atropine dans le traitement de certaines ophtalmies.

L'extrait a été donné avec succès contre les sueurs nocturnes des phtisiques, sans produire de mauvais effets sur l'appétit.

Il procure un soulagement complet dans les cas graves de ténesme vésical provenant de l'inflammation de la vessie.

MODE D'EMPLOI. DOSES. — Duboisine, en collyre à la dose de 5 centigrammes pour 10 gr. d'eau. Extrait, à la dose de 5 centigrammes pour 1 gramme d'eau en injection hypodermique.

DUVAUA DEPENDENS D. C. — Plante de la famille des Térébinthacées-Anacardiacées.

SYN. — *Huingan.*

HABITAT. — Chili.

PART. EMPL. — Fruit, écorce et racine.

PROPR. THÉR. — Recommandé dans les affections des voies urinaires; on emploie dans ce cas la plante entière.

L'écorce est usitée dans le traitement des rhumatismes.

MODE D'EMPLOI. — Décoction, à la dose de 48 grammes d'écorce pour 1000 grammes d'eau.

ECBOLIUM LINNEANUM Kurz. — Plante de la famille des Acanthacées.

HABITAT. — Inde, Arabie, Asie et Afrique tropicales.

PART. EMPL. — La racine.

PROPR. THÉR. — La plante jouit d'une grande réputation dans l'Inde, où elle est employée contre la goutte, la dysurie, la ménorragie et la jaunisse.

Rheede rapporte que la décoction de la racine se donne, dans l'Inde, contre la goutte, les coliques néphrétiques et la gravelle; bouillie avec de l'huile de Sésame, on en fait un liniment contre les douleurs. Elle est aussi employée à l'intérieur, ainsi que la décoction, contre les affections urinaires; on l'estime diurétique. On en prépare également des bains adoucissants.

En Arabie, elle est utilisée contre la paralysie et les affections des bronches.

MODE D'EMPLOI. DOSES. — Décoction de 60 gr. de racines pour 1 litre d'eau.

ELEPHANTOPUS SCABER L. — Plante de la famille des Composées; tribu des Vernonées.

SYN. — *Pied d'Éléphant, Lastron Marron.*

HABITAT. — Inde, la Réunion.

PART. EMPL. — Feuilles et racines.

PROP. THÉR. — Sur la côte du Malabar, les feuilles et les racines sont prescrites, sous forme de décoction, comme émollientes pour combattre la dysurie.

A la Réunion, cette plante est assez usitée comme fébrifuge.

MODE D'EMPLOI. DOSES. — On prépare une décoction de 50 grammes par litre d'eau, à prendre en vingt-quatre heures.

EMBELIA RIBES Burm. — Plante de la famille des Myrsinacées.

SYN. — *Barabang*.

HABITAT. — Indes hollandaises.

PART. EMPL. — Le fruit.

COMP. CHIM. — Warden a retiré un acide particulier, l'acide *embellique* ($C^9H^{14}O^2$). Il forme un composé avec l'ammoniaque, l'*Embellate d'ammoniaque* ($C^9H^{13}O^2AzH^4$), poudre rouge, soluble dans l'alcool faible.

PROP. THÉR. — La drogue est en grande estime dans l'Inde comme ténifuge.

D'après Dymock, on donne aux enfants des fruits réduits en poudre, et auparavant il est préférable de donner une purgation.

D'après Warden, on possède dans l'Embellate d'ammoniaque un ténifuge des plus efficaces, qui a produit un effet favorable, même dans les cas où les autres ténifuges avaient échoué. Avant et après l'administration de l'Embellate d'ammoniaque, il faut donner une dose d'huile de ricin.

Mode d'emploi. Dose. — Poudre de fruit d'*Embelia ribes*, à la dose de une cuillerée à café pour les enfants et une cuillerée à dessert pour les adultes, deux fois par jour.

Embellate d'ammoniaque, à la dose de 18 centigrammes pour les enfants et de 36 centigrammes pour les adultes.

ENTADA GIGALOBIUM D. C. — Plante de la famille des Légumineuses; tribu des Mimosées.

Syn. — *Racine grimpante, Cœur de saint Thomas, Liane à bœuf.*

Habitat. — La Martinique.

Part. empl. — La graine.

Comp. chim. — M. A. Petit a trouvé un glucoside, de la saponine, résine, huile fine, acide gallique.

Prop. thér. — Il jouit de propriétés fébrifuges et vermifuges.

On l'emploie aussi comme tonique et émétique.

On le recherche comme alexitère contre la morsure des serpents.

Mode d'emploi. Doses. — L'amande râpée est mélangée à un véhicule approprié, et on en donne une dose indéterminée.

ENTADA SCANDENS Benth. — Plante de la famille des Légumineuses.

Syn. — *Calibeau, Pilpara.*

Habitat. — Brésil.

Part. empl. — La graine.

Comp. chim. — M. A. Petit a isolé un gluco-side.

Propr. thér. — Émétique, a une action vomi-tive très puissante. On l'utilise en outre contre les douleurs lombaires et la débilité.

EPHEDRA NEVADENSIS King. — Plante de la famille des Gnétacées.

Syn. — *Canutillo.*

Habitat. — États-Unis (Californie, Névada, Texas).

Part. empl. — La plante entière.

Propr. thér. — L'Ephedra jouit auprès des colons du Texas d'une grande réputation comme dépuratif du sang et tonique général.

D'après le docteur Cécile Lazare, l'efficacité en est surtout appréciée dans le traitement de la blennorragie.

Mode d'emploi. Doses. — Infusion de 60 gr. de plante concassée dans 1 litre d'eau, à prendre en trois ou quatre fois dans la journée. Extrait fluide, à la dose de 10 grammes, quatre fois par jour.

ERIGERON CANADENSIS L. — Plante de la fa-mille des Composées.

Habitat. — Canada, Amérique du Nord.

Part. empl. — Feuilles.

Comp. chim. — M. Ferd. Vigier a isolé une essence soluble dans l'alcool.

Propr. thér. — Les feuilles agissent comme tonique, diurétique, astringent; elles produisent de bons effets dans l'hydropisie, la diarrhée, la dysenterie, les hémorragies, dans la période avancée de la fièvre typhoïde et dans la gravelle; en Amérique, on l'emploie beaucoup comme hémostatique.

Mode d'emploi. Doses. — Essence, à la dose de cinq à dix gouttes dans une potion. Infusion, 30 grammes pour 1000 grammes d'eau. Poudre, de 10 à 20 centigrammes toutes les heures.

ERYNGIUM AQUATICUM L. — Plante de la famille des Ombellifères.

Syn. — *Chardon étoilé, Herbe aux serpents.*

Habitat. — Guyane, Antilles.

Part. empl. — La racine.

Comp. chim. — Contient du glucose, tanin, fécule et un glucoside, l'*Éryngine* (H. Bocquillon).

Prop. thér. — On emploie cette plante comme fébrifuge dans les fièvres malignes, comme emménagogue et comme hydragogue dans l'hydropisie.

La racine est encore un sudorifique puissant, sialagogue, diurétique et altérant; à doses élevées, elle est émétique.

MODE D'EMPLOI. DOSES. — Décoction de 30 gr. de racine pour 1 litre d'eau. Teinture 1/5, de 1 à 5 grammes.

ERYTHRINA CORALLODENDRON L. — Plante de la famille des Légumineuses.

SYN. — *Colorin, Immortel, Bois rouge, Cypre à corail.*

HABITAT. — Antilles, Mexique, Brésil, la Réunion, Inde.

PART. EMPL. — Écorce de la tige.

COMP. CHIM. — M. le professeur F. Rio de la Loza a isolé un alcaloïde, l'*Érythrocoralloïdine.*

PROPR. THÉR. — L'écorce de l'Erythrina est d'un emploi usuel dans l'Amérique du Sud comme hypnotique et sédatif du système nerveux. Elle a été étudiée expérimentalement par Bochefontaine et cliniquement par le docteur Rey, médecin de l'asile de Ville-Evrard, et Rio de la Loza à Mexico.

M. le docteur Rey, avec 50 centigrammes d'extrait, a obtenu dans la folie avec agitation et insomnie quelques heures de sommeil ; en donnant cette dose deux ou trois fois la nuit de deux en deux heures, on a obtenu un sommeil calme.

C'est aussi un purgatif énergique et en même temps un diurétique.

ERYTHROPHLŒUM GUINEENSE Don. — Plante de la famille des Légumineuses-Cæsalpiniées.

Syn. — *Mancone, Teli, Sassy, Casca, Bourrane.*

Habitat. — Guinée, Congo, Sénégal, Soudan.

Part. empl. — Écorce du tronc.

Comp. chim. — Les docteurs Hardy et Gallois ont découvert un alcaloïde, l'*Érythrophléine*.

Propr. phys. — Toxique à action spéciale sur le cœur qui s'arrête en systole ; il agit sur les muqueuses de l'estomac et de l'intestin, qui sont profondément altérées.

Propr. thér. — M. le docteur Dujardin-Beaumetz reconnaît qu'elle a les mêmes propriétés que la Digitale, c'est-à-dire tonique du cœur et diurétique.

Le docteur Levin l'emploie avec succès en collyre et comme anesthésique pour les yeux.

L'alcaloïde est un fortifiant et un calmant du cœur ; ses propriétés sont identiques à celles de la picrotoxine et de la digitaline.

Mode d'emploi. Doses. — Teinture 1/10, de 5 à 10 gouttes trois fois par jour. Granules d'alcaloïde à 1/10 de milligramme, de un à deux par jour.

ESCHSCHOLTZIA CALIFORNICA Cham. — Plante de la famille des Papavéracées.

Habitat. — États-Unis.

Part. empl. — Plante entière.

Comp. chim. — Le docteur Bardet a fait l'analyse de cette plante et a trouvé de la morphine, un autre alcaloïde et un glucoside.

PROPR. THÉR. — Cette plante est un soporifique atténué, propre à être administré aux enfants et aux personnes incommodées par les narcotiques violents.

Son action calmante et analgésique persiste longtemps après son administration.

MODE D'EMPLOI. DOSE. — De 2^{gr},50 à 5 grammes de plante par jour.

EUCHRESTA HORSFIELDII Benn. — Plante de la famille des Légumineuses-Papilionacées.

HABITAT. — Java.

PART. EMPL. — Graines.

COMP. CHIM. — M. Boorsma isola des graines un alcaloïde tonique, que l'on regarde comme analogue à la Cytisine.

PROPR. THÉR. — Le docteur Horsfield dit que les Javanais se servent de cette drogue comme alexipharmaque, et que l'on donne une graine écrasée dans de l'eau contre tous les empoisonnements; cette drogue agit surtout comme émétique.

D'après Leschenault, ces graines sont aussi données mêlées aux aliments comme fortifiant de l'estomac et préservent d'un grand nombre de maladies cutanées.

Mêlées au jus de citron, on les emploie comme

alexitères contre la morsure des animaux venimeux.

On leur attribue de plus des propriétés aphrodisiaques.

EUPHORBIA HETERODOXA Mull. — Plante de
la famille des Euphorbiacées.

Syn. — *Alvelos.*

Habitat. — Brésil.

Part. empl. — Le suc laiteux.

Préparation. — On extrait le suc par expression et on obtient un lait blanc jaunâtre de consistance sirupeuse, insoluble dans l'eau et l'alcool,
soluble dans l'éther et le chloroforme, mi-cible
aux huiles fixes. En Europe, l'échantillon de
bonne qualité ressemble à du beurre peu coloré
et a la consistance de la vaseline.

Propr. thér. — D'après le docteur Velloso,
c'est un spécifique dans les ulcères cancéreux,
les chancres, les tumeurs, les sarcomes et toutes
les ulcérations. Il a guéri plusieurs cas graves de
lupus.

Les docteurs Duplouy et J. Batnsfarher ont
obtenu de bons résultats dans le cancer et les
tumeurs malignes.

Le docteur Landowsky l'a expérimenté sur
des cancroïdes, des épithéliomes, des végétations
syphilitiques, et lui a reconnu une action escar-
rotique puissante jointe à une action dissolvante

des tissus organiques. Il semble réunir l'action d'un caustique à celle de la Papaïne. Il communique à l'urine une coloration foncée et une odeur désagréable.

Mode d'emploi. — Badigeonner le cancer avec l'Alvelos, laisser sécher, et deux heures après appliquer de la charpie; le jour suivant, laver avec une solution d'acide carbonique et appliquer de nouveau l'Alvelos, répéter l'opération jusqu'à guérison.

Le docteur Landowsky l'applique avec un pinceau et panse avec de la vaseline boriquée. On prépare aussi des emplâtres d'Alvelos, qui jouissent de propriétés vésicantes très actives.

EUPHORBIA PILULIFERA L. — Plante de la famille des Euphorbiacées.

Syn. — *Pilulier, Madeloné plat, Herbe Jean-Robert.*

Habitat. — Australie, la Réunion, Guadeloupe, Inde.

Part. empl. — Feuilles, tiges, racines.

Comp. chim. — M. H. Bocquillon a fait l'analyse de la plante et a trouvé : cendres, 9,17 0/0, résine, chlorophylle, caoutchouc, tanin, mucilage, oxalate de chaux. M. Bocquillon a signalé la présence d'une petite quantité d'alcaloïde et d'une grande proportion de glucoside.

Prop. phys. — Le docteur Éloy a constaté

que le principe actif est toxique pour les animaux à sang chaud. La dose toxique serait de 1 gramme de plante pour 1 kilo d'animal.

PROPR. THÉR. — Feuilles employées contre l'asthme, la bronchite et les autres affections des voies respiratoires, avec action légèrement narcotique.

On les emploie aussi comme détersives, astringentes et antiasthmatiques.

Les tiges sont diurétiques et employées contre la morsure des serpents.

Dans l'Inde, on les emploie contre les aphtes.

Les racines sont employées contre les fièvres intermittentes.

Le docteur Tison l'a expérimenté avec succès et a trouvé que c'est le véritable spécifique de l'asthme vrai.

MODE D'EMPLOI. DOSES. — Décoction, 30 gr. dans 2 litres d'eau à réduire à 1 litre de liquide; dose, 60 grammes de cette tisane trois fois par jour. Extrait fluide, de 10 à 30 gouttes.

EUPHORBIA PULCHERRIMA Wild. — Plante de la famille des Euphorbiacées.

SYN. — *Poinsettia pulcherrina* Graham, *Fleur de Feu*, *Fleur de Pâques*, *Cataline*, *Drap écarlate.*

HABITAT. — Mexique, Antilles, Pérou.

PART. EMPL. — Feuilles.

Comp. chim. — D'après M. de Artegas, la plante contient : essence, résine, matière colorante jaune et rouge, acide gallique.

Propr. thér. — Au Mexique, la plante est employée comme cataplasmes résolutifs, en fomentations pour guérir l'érysipèle et sous forme de collyre dans quelques maladies de paupières.

Les fleurs ont les propriétés galactophores, en infusion à la dose de 8 grammes pour 500 gr. d'eau.

Le suc a les propriétés caustiques des euphorbes.

Marcgraff et Pison recommandent cette plante contre la morsure des serpents et des bêtes venimeuses.

Poupée-Desportes l'employait comme tonique.

Mode d'emploi. Doses. — Usage interne, décoction de 30 grammes de plante pour 1000 gr. d'eau ; infusion, 5 grammes pour 250 grammes d'eau.

EXOSTEMMA FLORIBUNDUM Rœm et Schult. — Plante de la famille des Rubiacées ; tribu des Cinchonées.

Syn. — *Cinchona montana* Bad., *Quinquina piton, Bois Tabac, Quinquina de montagne, Quinquina de Sainte-Lucie, Quinquina de Saint-Domingue, Tabac de montagne.*

Habitat. — Guadeloupe, Martinique.

PART. EMPL. — Écorce de la tige.

COMP. CHIM. — 1º *Cendres.* — Fourcroy, en 1821, a fait l'analyse des cendres : 1^{gr},083 de substance ont donné 0,015 de cendres, soit pour 100 1,48. Ces cendres contiennent : carbonate de potasse, sulfate de potasse, chlorure de potassium, carbonate de chaux.

2º *Analyse immédiate.* — M. H. Bocquillon a fait l'analyse complète de la drogue.

Composition en centièmes de l'écorce :

Huile essentielle.	0,400
Résine.	3,380
Alcaloïde.	2,250
Tanin.	12,000
Acide particulier.	7,220
Sucre réducteur.	7,000
Albuminoïde.	45,530
Matières amylacées	5,252
Cellulose.	15,498
Cendres.	1,480
	100,000

3º *Étude de l'alcaloïde.* — M. H. Bocquillon a isolé de l'écorce de ce bois un alcaloïde qu'il a appelé *Exostemmine.* Il cristallise en pyramides à base rhombe, à arêtes courbes.

L'Exostemmine donne les réactions colorées suivantes : avec l'acide sulfurique, coloration jaune orangée, puis rouge sang ; avec l'acide azotique, coloration jaune ; avec l'acide sulfurique et le molybdate d'ammoniaque, coloration rouge pourpre.

L'Exostemmine est soluble dans l'éther, le chloroforme, la benzine, l'acétone, peu soluble dans l'alcool et l'aldéhyde, insoluble dans l'éther de pétrole et l'eau.

L'Exostemmine forme avec les acides des sels cristallisés.

Les solutions de sels d'Exostemmine précipitent par le tanin, les iodures de mercure et de bismuth, le chlorure de platine, l'acide picrique, le phosphomolybdate d'ammoniaque et la potasse.

La solution éthérée d'Exostemmine est fluorescente.

Le sulfate cristallise en aiguilles fines, longues, transparentes.

PROPR. THÉR. — Poupée-Desportes le considère comme le fébrifuge par excellence et l'a employé avec succès dans une épidémie de fièvres qui eut lieu à la Martinique en 1752. Il agit plus rapidement que le quinquina dans les fièvres muqueuses, en raison de ses propriétés excitantes.

Le docteur Mallet a expérimenté, à Paris, le Quinquina piton sur des fébricitants; son action est prompte, il guérit les fièvres intermittentes récentes ou anciennes et même celles qui ont résisté au quinquina. Grâce à son action émétocathartique (à la dose de 8 grammes dans 500 grammes d'eau ou 2 à 4 grammes de poudre), il complète la guérison de la fièvre sans donner suite à aucun accident. A l'avis du docteur Mallet, le Quinquina piton serait le fébrifuge idéal.

Descourtilz dit que le Quinquina piton fait merveille dans les cas d'asthénie et pour couper les fièvres intermittentes, et qu'il perd tous ses avantages si on veut l'employer dans les fièvres continues ou remittentes, que le plus souvent il aggrave en augmentant l'irritation et tous les désordres qui en sont la suite. C'est pourquoi, si après l'administration de cette drogue le malade éprouve de l'anxiété, des vomissements et des syncopes, on doit lui donner une infusion aromatique opiacée.

Il est très styptique et convient dans les fièvres adynamiques et le scorbut, la gangrène, les écoulements provenant du relâchement des muqueuses; il est moins applicable dans un certain temps de la fièvre jaune, au moment de l'invasion par exemple, où la prostration fallacieuse des forces et la félidité des évacuations existent causées par une irritation violente de l'appareil digestif, et que ce quinquina, à haute dose, pourrait augmenter. Toutefois l'emploi de ce quinquina est admissible dans la fièvre jaune, même au début, si les symptômes de l'ataxie et de l'adynamie présagent une issue funeste. On profite alors des rémissions, de l'état de faiblesse qui succède aux hémorragies, et le Quinquina piton, entre les mains d'un praticien instruit, devient le prophylactique le plus puissant que l'on puisse employer.

Les médecins de la Martinique l'emploient avec succès dans les cas graves de la variole, et ce quinquina modère la fièvre de suppuration et prévient la gangrène.

MODE D'EMPLOI. DOSES. — Il y a plusieurs manières d'administrer le Quinquina piton. En poudre et à dose moyenne, il agit comme tonique, excitant et augmentant la pression artérielle et la chaleur, et diminuant l'évacuation. A haute dose, il occasionne des vomissements et de la diarrhée. Il convient aussi dans les maladies chroniques qui réclament l'emploi de médicaments toniques et astringents, telles que l'atonie, la chlorose et les aménorrhées asthéniques.

A l'extérieur, il est antiseptique, tonique, styptique et absorbant.

La dose de poudre de Quinquina piton est de 4 à 8 grammes comme tonique et de 8 à 24 gr. comme fébrifuge à des distances rapprochées; contre la fièvre jaune, de 30 à 45 grammes suffisent en l'administrant au déclin des accès. Quand on le donne à ces doses, il est bon de l'associer à l'opium. On donne encore la poudre dans un liquide aqueux ou vineux, ou mêlée à du sirop; on en fait encore un électuaire ou des pilules. La dose de 12 grammes est usitée pour les fièvres intermittentes, on la donne en trois

fois à six heures d'intervalle l'une de l'autre.
D'autres préfèrent la macération à froid pendant
vingt-quatre heures de 30 grammes de poudre
dans 500 grammes d'eau ; on le donne aussi en
lavement à cette dose dans la fièvre jaune. Sa
teinture alcoolique est prescrite en frictions
contre les fièvres de mauvaise nature. On fait
avec la teinture un vin, à la dose de 45 grammes
par 500 grammes de vin rouge. L'extrait mou
aqueux se donne à la dose de $0^{gr},25$ à $1^{gr},25$.

FABIANA IMBRICATA Ruiz et Pavon. — Plante
de la famille des Solanacées.

SYN. — *Pichi, Pitché.*

HABITAT. — Chili, Pérou, République Argentine.

PART. EMPL. — Rameaux, tiges.

COMP. CHIM. — Le docteur Lyons (1886) a retiré de la drogue une petite quantité d'alcaloïde,
la *Fabianine*, pouvant former des sels cristallins
amers, un principe neutre cristallisable, une
substance fluorescente ressemblant à l'esculine,
une huile volatile, une résine amère très abondante, active.

Nivière et Liotard, en 1887, ont étudié le Pichi
et ont trouvé un glucoside fluorescent analogue
à l'esculine, actif thérapeutiquement, et n'ont pas
retrouvé d'alcaloïde.

Georges Deitz, en 1889, a trouvé dans le Pichi

de l'huile volatile, un corps gras fusible à 40°, de la cire fondant à 45, un corps semblable au caoutchouc, un glucoside fluorescent, une substance neutre cristallisable, de la résine, du mucilage; pas de tanin, pas de sucre, pas d'amidon, pas d'alcaloïde.

H. Tumble et H. Schrœter, en 1889, ont étudié la substance neutre cristallisée qu'ils ont retirée du dépôt formé dans l'extrait fluide. Ces cristaux fondent à 240° et se décomposent à 270°; ils ont pour formule ($C^{18}H^{31}O^2$), ou un multiple de cette formule.

Kuntz-Krause, en 1894, ne trouve pas d'alcaloïde; mais il isole de la choline ($C^5H^{15}AzO^2$) une substance qu'il appelle *fabiano-résinol* répondant à la formule ($C^{18}H^{30}O^2$), une essence jaune, le *Fabianol,* ayant l'odeur de la menthe; du methoxycoumarol ($C^{10}H^8O^4$), enfin un gluco-tannoïde, l'acide fabio-tannique, analogue à l'acide café et maté-tannique; cet acide est une combinaison moléculaire d'acide chrysatiopique et de glucose.

Propr. thér. — La décoction du bois, prise en boisson, est considérée dans l'Amérique du Sud comme très efficace contre les affections déterminant la sécrétion d'urines purulentes. Elle aurait la propriété de désagréger les calculs urinaires et de favoriser leur expulsion.

Le docteur Boyer et Dujardin-Beaumetz l'ont employé, en 1885, contre les catarrhes de l'appareil urinaire; le Pichi fut employé pour combattre le catarrhe vésical, les irritations et les maladies chroniques des reins, et aussi pour dissoudre les calculs de la vessie.

Le docteur Le Menant des Chesnais, en 1888, l'a employé avec succès contre les coliques néphrétiques et même hépatiques. Il lui reconnaît des effets sédatifs et antiseptiques qui peuvent le rendre bien utile dans les maladies des voies urinaires.

Le docteur Danet a reconnu que le *Fabiana imbricata* rend limpides les urines muco-purulentes et les purifie.

C'est aussi un stimulant du foie employé contre la jaunisse et toutes les affections déterminées par une sécrétion insuffisante de la bile. On l'emploie encore contre la dyspepsie et l'hydropisie.

Le docteur Friedlander l'a essayé dans un grand nombre de cas de gonorrhées avec lymphangite, il a donné de bons résultats. Il a observé que le Pichi était efficace dans les cas de cystite, et il acidifie les urines en possédant toutes les propriétés des balsamiques sans en avoir les inconvénients; aucun trouble ni du côté des reins, ni du côté de l'estomac ou de l'intestin.

Mode d'emploi. Doses. — Extrait fluide, 8 gr. dans un verre d'eau, trois fois par jour. Décoction, 30 grammes pour 1000 d'eau à prendre en quatre fois en 12 heures. Extrait sec, 0^{gr},25.

FEVILLEA CORDIFOLIA L. — Plante de la famille des Cucurbitacées; tribu des Nandhirobées.

Syn. — *Nandiroba, Coucourou, Boîte à savonnette, Noix à serpent.*

Habitat. — Haïti, Guyane, Brésil, Guadeloupe.

Part. empl. — Les semences.

Comp. chim. — Les semences contiennent de l'huile fixe, résine, principe amer, mucilage, sucre.

Prop. thér. — C'est une des plantes qui rendent le plus de services dans la matière médicale américaine; les semences sont purgatives, fébrifuges, vermifuges et même émétiques. Alexitère et alexipharmaque.

R. Brown dit que les semences neutralisent le venin des serpents; dans ce cas, on les emploie intérieurement et extérieurement.

M. Draprej a obtenu de bons résultats dans les empoisonnements par la noix vomique, le Rhus toxicodendron.

Mode d'emploi. Doses. — On prépare avec les semences une émulsion, donnée sous forme de looch.

FLACOURTIA CATAPHRACTA Roxb. — Plante de la famille des Bixacées.

Habitat. — Inde, Indo-Chine.

PART. EMPL. — Feuilles.

PROPR. THÉR. — Tonique et astringent.

M. Dymock le recommande contre l'enrouement, surtout dans les tempéraments bilieux.

Elle soulage dans les nausées, et elle est tonique dans la cachexie.

Elle est très efficace dans la diarrhée et la débilité générale.

MODE D'EMPLOI. DOSES. — Teinture 1/5, à la dose de 2 grammes. Infusion de feuilles. Poudre, à la dose de 2 grammes.

FLEMINGIA GRAHAMIANA W. et Arn. — Plante de la famille des Légumineuses.

SYN. — *Warras, Wars.*

HABITAT. — Inde, Afrique occidentale.

COMP. CHIM. — Contient une matière colorante rouge, très estimée; c'est une résine, la *Flémingine.*

PROPR. THÉR. — Usitée à l'extérieur contre les maladies de peau.

A l'intérieur, elle est employée comme purgative et spécifique contre les rhumes; elle est ténifuge comme le Kamala, dont elle est le succédané dans l'Orient.

MODE D'EMPLOI. DOSES. — Comme ténifuge. Poudre, à la dose de 20 grammes pour les adultes et de 6 grammes pour les enfants. Teinture 1/8, à la dose de 30 grammes.

4*

FRANCISCEA UNIFLORA Pohl. — Plante de la famille des Scrophulariacées.

SYN. — *Manaca, Mercure végétal.*

HABITAT. — Brésil, Amérique centrale.

PART. EMPL. — La racine.

COMP. CHIM. — Contient de l'esculine; un alcaloïde, la *Manacine*, formule $C^{14}H^{23}Az^4O^5$; Brandt a isolé un deuxième alcaloïde, la *Manacéine*, $C^{15}H^{25}Az^2O^9$.

PROPR. THÉR. — Le docteur Cauldwell a traité par l'extrait fluide trente-cinq cas de rhumatisme et n'a eu qu'à s'en louer, surtout dans les cas subaigus avec peu ou point d'élévation de température.

Les docteurs Cauldwell et Gottheil emploient de préférence l'extrait fluide, à la dose de 35 centigrammes à 2 grammes par jour, surtout dans le rhumatisme chronique.

Aux États-Unis, on l'emploie fréquemment comme altérant, puissant antiseptique, antisyphilitique, purgatif, emménagogue et diurétique.

Les Portugais ont tiré, par incisions sur l'écorce de l'arbre, un suc qui agit comme purgatif drastique et trouve son emploi au Brésil contre le rhumatisme et la syphilis; on l'administre à la dose de 10 à 15 grammes.

MODE D'EMPLOI. DOSES. — Poudre, à la dose de 0gr,60 trois fois par jour. Décoction (15 à 30 pour

1000 gr.). Extrait fluide, à la dose de 5 à 20 gouttes, trois fois par jour.

GARDENIA FLORIDA L. — Plante de la famille des Rubiacées.

Habitat. — Inde, Cochinchine.

Part. empl. — Écorce de la tige.

Propr. thér. — L'écorce est fébrifuge et tonique; on l'emploie contre les fièvres intermittentes et la dysenterie, on l'utilise aussi contre les douleurs abdominales.

Mode d'emploi. — Décoction de 60 grammes de tige concassée dans 1 litre d'eau, à prendre en vingt-quatre heures.

GEISSOSPERMUM VELLOSII Allem. — Plante de la famille des Apocynacées.

Syn. — *Pao pareira, Camara*.

Habitat. — Brésil.

Part. empl. — Écorce de la tige.

Comp. chim. — Santos a extrait un corps alcaloïdique, qu'il a nommé *Pareirine*; Hesse a isolé un alcaloïde cristallisé, la *Geissospermine*, distinct du premier.

Propr. thér. — L'écorce jouit au Brésil de propriétés indéniables de médicament fébrifuge, tonique, antithermique et antipériodique.

L'alcaloïde total de Santos, la *Pareirine*, jouit d'une façon notoire de ces précieuses propriétés avec plus d'ampleur et de netteté.

MODE D'EMPLOI. DOSES. — Décoction d'écorce (30 grammes pour 50 grammes d'eau, à la dose de 1 à 2 verres par jour). Chlorhydrate de Pareirine en cachets, 2 grammes en plusieurs fois avant l'accès de fièvre. Sirop analogue au sirop de quinquina, recommandé pour les enfants.

GELIDIUM CORNEUM Lam. — Plante de la famille des Algues.

SYN. — *Agar-Agar*.

HABITAT. — Japon et îles de l'océan Indien, la Réunion.

PROPR. THÉR. — L'Agar-Agar donne une gelée qui a un grand emploi en médecine; on s'en sert pour des préparations bactériologiques et des cultures de bacilles.

Dernièrement on a pratiqué des injections sous-cutanées de gelée d'Agar-Agar en solution chloruro-sodique, avec toutes les règles de l'antisepsie, dans les hernies inguinales, dans les anévrismes et dans les hémorragies des gros vaisseaux.

M. H. Bocquillon a présenté à la Société de thérapeutique une série de pommades à base de gelée d'Agar-Agar, employées contre les dermatoses.

MODE D'EMPLOI. — On met en contact l'Agar-Agar avec de l'eau froide dans la porportion de

1 0/0 pendant vingt-deux heures, puis on porte à ébullition en étuve.

GELSEMIUM SEMPERVIRENS Act. — Plante de la famille des Loganiacées.

Syn. — *Jasmin jaune.*

Habitat. — États-Unis.

Part. empl. — Racine.

Comp. chim. — La racine contient un alcaloïde, la *Gelsemine* ($C^{12}H^{14}AzO^2$), qui donne des réactions analogues à celles de la strychnine.

Propr. thér. — C'est un sédatif nervin et artériel, employé dans les fièvres bilieuses et rémittentes, le délire, l'épilepsie, la blennorragie aiguë, l'inflammation de la plèvre, les affections névralgiques du trijumeau et des nerfs dentaires. Cette drogue constitue même pour ces deux dernières affections un médicament électif et de choix et constitue un véritable spécifique. Mais, à cause de son activité, elle doit être maniée avec précaution.

Mode d'emploi. Doses. — Extrait fluide de 2 à 6 gouttes, trois fois par jour. Poudre, de 10 à 15 centigrammes. Teinture 1/5, de 5 à 15 gouttes.

GERANIUM MACULATUM L. — Plante de la famille des Géraniacées.

Syn. — *Alum Root.* L'astringence de cette racine lui a fait donner le nom de *racine d'alun.*

Habitat. — États-Unis.

Part. empl. — Racine.

Comp. chim. — Contient un alcaloïde, la *Géranine*.

Propr. thér. — Astringent puissant, indiqué dans la diarrhée chronique et le choléra infantile, les hémorragies, les maux de gorge et les ulcérations de la cavité buccale.

Le docteur Schœmaker dit qu'il est très utile dans les hémoptisies et les hémorragies internes et externes.

Mode d'emploi. Dose. — Racines pulvérisées de 1 à 2 grammes. Décoction (30 grammes pour 600 grammes d'eau), à la dose de 60 grammes. Extrait fluide de 1^{gr},50 à 2 grammes. Géranine, de 5 centigrammes à 25 centigrammes.

GLOBULARIA ALYPUM L. — Plante de la famille des Scrofulariacées.

Syn. — *Herbe terrible*.

Habitat. — Algérie, Sud de l'Europe.

Part. empl. — Feuilles.

Comp. chim. — MM. Heckel et Schlagdenhaufen ont analysé la plante et ont trouvé deux glucosides, la *Globularine* ($C^{16}H^{20}O^8$) et la *Globularétine* (C^9H^6O), de l'acide cinnamique et du tanin.

Propr. thér. — Les feuilles sont employées comme purgatif.

Mais l'emploi le plus remarquable de ce médicament est contre le rhumatisme.

M. E. Nitot a préparé un produit appelé *Prasoïde,* qui est une combinaison des glucosides et donne des résultats remarquables dans le rhumatisme articulaire, la fièvre arthritique essentielle, les auto-intoxications aiguës, la goutte.

Le docteur Baleste a observé la guérison avec le Prasoïde dans plus de seize cas de goutte chronique.

Le docteur Poncel a employé avec succès ce médicament dans les cas de rhumatisme articulaire aigu, dans les cas de rhumatisme chronique et subaigu, et a constaté la disparition des douleurs avec une rapidité surprenante; les muscles ont repris leur énergie, et les articulations qui étaient noueuses ont retrouvé leur souplesse. La guérison a été obtenue dans dix-sept cas, l'amélioration dans six autres cas. L'effet purgatif du Prasoïde fait que l'on est parfois obligé de suspendre pendant quelques jours le traitement.

MODE D'EMPLOI. DOSES. — Infusion ou décoction de feuilles, à la dose de 20 à 30 grammes pour 1 litre d'eau. Prasoïde, de 10 à 40 gouttes dans un peu d'eau, en partant de 10 gouttes et en augmentant de 2 gouttes par jour jusqu'à ce qu'on ait atteint le nombre de 40.

GONOLOBUS CONDURANGO Triana. — Plante de la famille des Asclépidacées.

SYN. — *Condurango, Liane du Condor.*

HABITAT. — République de l'Équateur.

PART. EMPL. — L'écorce de la tige, qui est seule active.

COMP. CHIM. — L'écorce contient du tanin, une résine et quatre glucosides ou *condurangines* (Vulpius, Kobert, Tanret, Bocquillon).

PROPR. THÉR. — Amer, aromatique, tonique, employé avec succès dans le traitement des maladies d'estomac.

Préconisé comme spécifique du cancer et n'ayant pas donné tous les résultats qu'on en attendait, il était tombé en désuétude.

M. le docteur Buisson de Paris et le docteur Hoffmann de Bâle ont repris l'étude thérapeutique de cette écorce.

Le docteur Buisson préconise ses propriétés toniques, antiseptiques et hémostatiques dans les plaies de mauvaise nature. S'il n'amène pas la guérison du cancer, il procure au moins au malade un grand soulagement en réveillant l'appétit et en faisant cesser les hémorragies. Il fait disparaître en deux ou trois jours les hématémèses de l'ulcère rond de l'estomac et donne de bons résultats dans l'anorexie des phtisiques.

Le docteur Ley a employé le vin rouge dans

lequel avait macéré du Condurango pour le lavage des plaies de mauvaise nature.

MODE D'EMPLOI. DOSES. — Décoction de 15 gr. dans 180 grammes d'eau. Extrait fluide. Poudre d'écorce en topique sur les ulcères. Poudre à l'intérieur, de 1 à 4 grammes. Vin, trois cuillerées à soupe par jour. Teinture, deux cuillerées à soupe par jour.

GOSSYPIUM HERBACEUM L. — Plante de la famille des Malvacées.

SYN. — *Cotonnier*.

HABITAT. — Antilles, la Réunion, Sénégal, Inde, Indo-Chine, Madagascar, Tahiti.

PART. EMPL. — La racine.

PROPR. THÉR. — Son action équivaut à celle du seigle ergoté ; l'extrait provoque les contractions utérines aussi sûrement que l'ergot, on en fait usage dans l'aménorrhée et la dysménorrhée.

Le docteur Narkevitsch confirme les propriétés hémostatiques de l'extrait fluide d'écorce de la racine de Gossypium herbaceum ; il l'a employé aussi sous forme d'infusion à 15 0/0, qu'il donne à prendre par cuillerées à bouche toutes les demi-heures. Lorsque les nausées ou les vomissements empêchent l'absorption de ce médicament, il le prescrit en lavement avec 100 grammes d'infusion.

Le docteur Potcïenko a employé le *Gossy-*

pium herbaceum dans cinquante-neuf cas, dont trente cas de métrorragies, vingt et un cas d'hémoptisie, six cas d'épistaxis, un cas d'hémorragie rectale; l'arrêt de l'écoulement sanguin s'est opéré dans cinquante-deux cas.

Poteïenko n'a jamais observé de troubles digestifs; au contraire, l'appétit s'améliorait. On peut l'employer même au cours de la grossesse.

MODE D'EMPLOI. DOSES. — Extrait fluide, à la dose de 30 gouttes. Infusion, 15 grammes d'écorce pour 100 grammes d'eau. Décoction, 120 grammes d'écorce pour 1200 grammes d'eau, à la dose de 60 grammes toutes les demi-heures.

GOUANIA DOMINGENSIS L. — Plante de la famille des Rhamnacées.

SYN. — *Chaastick.*

HABITAT. — Antilles.

PART. EMPL. — Tige et écorce.

COMP. CHIM. — Contient de la *Saponine* et un principe amer.

PROP. THÉR. — Employée comme tonique dans les dyspepsies et les affections pulmonaires. Aux États-Unis, on en mâche fréquemment après les repas pour faciliter la digestion.

La poudre, recommandée comme dentifrice, raffermit les gencives et rafraîchit l'haleine.

On prépare un gargarisme astringent et agréable.

Mode d'emploi. Doses. — Décoction ou infusion de 60 grammes d'écorce dans 1 litre d'eau.

GRINDELIA ROBUSTA Nut. — Plante de la famille des Synanthérées.

Habitat. — États-Unis.

Part. empl. — Plante entière.

Comp. chim. — Contient une forte proportion de résine qui serait la partie active. M. H. Bocquillon y a trouvé un alcaloïde.

Propr. thér. — Le docteur Dujardin-Beaumetz l'a préconisé contre la coqueluche, l'asthme avec spasmes, les affections des bronches.

Efficace pour atténuer la violence et la fréquence des accès de la coqueluche.

Spécifique employé aux États-Unis pour guérir l'irritation causée par le suc du Rhus toxicodendron et l'irritation des maladies de peau.

Le docteur C. Paul l'a employé avec succès dans l'emphysème.

Le docteur Huchard l'utilise contre la néphrite, associé au muguet et à la scille sous forme de teintures.

Mode d'emploi. Doses. — Extrait fluide, de 2 à 4 grammes toutes les trois ou quatre heures. Teinture 1/5, de 30 à 40 gouttes.

L'extrait fluide ou la teinture doivent être donnés dans de l'eau sucrée ou du lait, en remuant le breuvage de façon à empêcher la résine d'adhérer au verre.

GUAZUMA ULMIFOLIA Desf. — Plante de la famille des Malvacées.

HABITAT. — Brésil, Antilles, Mexique.

PART. EMPL. — Écorce de la tige.

PROPR. THÉR. — Astringent mucilagineux, employé contre les fièvres chaudes sous forme de sirop.

Dépuratif dans les maladies cutanées et les affections du cuir chevelu.

Au Brésil, on s'en sert comme topique contre les ulcères et les blessures.

MODE D'EMPLOI. — Décoction, 30 grammes d'écorce, que l'on fait bouillir pendant une demi-heure dans 1/2 litre d'eau.

GUILANDINA BONDUCELLA L. — Plante de la famille des Légumineuses; tribu des Cæsalpinées.

SYN. — *Bonduc, Yeux de chat, Cniquier, Cadoc, Bois ouette.*

HABITAT. — Toute la zone tropicale de l'Afrique, de l'Asie, de l'Amérique.

PART. EMPL. — Semences.

COMP. CHIM. — Les semences contiennent une résine active, la *Bonducine.*

PROPR. THÉR. — Les semences sont employées

mélangées à l'huile de ricin en applications contre l'hydrocèle. On les emploie aussi comme tonique et antipériodique; ils agissent souvent aussi vite que la quinine.

MODE D'EMPLOI. DOSES. — Poudre de graines, à la dose de 50 à 75 centigrammes, deux fois par jour. Teinture 1/5, 30 gouttes.

Bonducine, de 10 à 20 centigrammes.

GYMNEMA SYLVESTRE R. Br. — Plante de la famille des Asclépiadacées.

HABITAT. — Inde, Dekkan.

PART. EMPL. — Feuilles, écorce de la tige.

COMP. CHIM. — D'après Hooper, le principe actif serait l'acide *gymnémique* ($C^{32}H^{55}O^{12}$), dans la proportion de 6 0/0 et une résine acide.

PROPR. THÉR. — Les feuilles produisent des effets analogues à ceux de l'ipéca.

L'écorce pulvérisée sert depuis longtemps déjà, chez les indigènes, contre les morsures de vipères, et sa décoction est appliquée sur les plaies, en forme de cataplasme avec le marc.

Van Œfele ordonne, aux malades qui se plaignent de sensations désagréables du goût, les feuilles coupées de Gymnema sylvestre, dont on prend suivant le besoin une petite pincée dans la bouche, de préférence une demi-heure avant le repas; le malade pousse avec sa langue dans sa bouche, d'une joue à l'autre, ces feuilles sans les mâcher et les recrache finalement. De cette façon, la bouche ne perçoit aucune sensation du goût, et le malade peut alors avaler tout médicament désagréable. En effet, l'acide gymnémique possède la propriété de paralyser momentanément les papilles de la langue, dont le rôle est de percevoir les saveurs.

GYMNOSPERMA MULTIFLORUM DC. — Plante de la famille des Composées.

Syn. — *Tatalencho.*

Habitat. — Mexique.

Part. empl. — La plante entière.

Comp. chim. — Le professeur Espino Barios a trouvé une essence, deux résines, un acide organique et un glucoside.

Propr. thér. — Cette plante jouit de propriétés vulnéraires, analgésiques et antidiarrhéiques.

Le docteur Terres a appliqué la teinture sur des ulcères et a obtenu la cicatrisation et la guérison en dix jours.

Le docteur Cicéron a reconnu ses propriétés analgésiques dans son emploi contre des rhumatismes articulaires, et a vu qu'il pouvait aisément remplacer les analgésiques connus; il faisait administrer à l'intérieur l'extrait et la décoction, tandis qu'il faisait appliquer sur les points douloureux la teinture.

Le docteur Cicéron a également préconisé cette

drogue comme antidiarrhéique, et a constaté qu'elle était manifestement utile dans l'entérite catarrhale aiguë.

Mode d'emploi. Doses. — Infusion ou décoction à 10 0/0. Extrait hydro-alcoolique de 0^{gr},50 à 2^{gr},50 par jour. Teinture 1/5 pour usage externe.

GYNOCARDIA ODORATA Roxb. — Plante de la famille des Bixacées.

Syn. — *Chaulmoogra.*

Habitat. — Inde, la Réunion.

Part. empl. — Les graines et l'huile qu'on en extrait.

Comp. chim. — Acide gynocardique.

Propr. thér. — Les indigènes l'emploient contre les maladies de peau, la scrofule et la syphilis.

A Maurice et à la Réunion, les médecins en font un usage journalier contre la lèpre, surtout dans les formes tuberculeuses et anesthésiques. Dans les phases phagédéniques, ce médicament donne une guérison rapide.

Le docteur Marsh l'a employé avec succès dans l'eczéma pustuleux, en badigeonnages avec l'huile de Chaulmoogra; la guérison était absolue au bout de cinq semaines.

Le docteur Vidal s'en sert pour favoriser la disparition des tubercules.

Le docteur A. Hardy la prescrit avec succès dans les cas de psoriasis invétérés et la lèpre.

Le docteur Egan a guéri six cas de sciatique chronique avec un liniment d'huile de Chaulmoogra en applications externes.

Le docteur Murrel en préconise l'emploi contre la phtisie, quand les malades ne peuvent plus supporter l'huile de foie de morue.

Mode d'emploi. — Huile à l'intérieur, de 30 à 40 gouttes pour les adultes; 3 gouttes pour les enfants, mêlées à du lait. Capsules contenant 0^{gr},15 d'huile, de 2 à 4 par jour.

Usage externe. Huile pure. Liniments composés de l'huile avec alcool, chloroforme, menthol. Pommades avec vaseline, paraffine, lanoline. Traumaticine. Acide gynocardique, en pilules ou capsules de 0^{gr},05, à la dose de 1 à 12 par jour.

HABZELIA ETHIOPICA D. C. — Plante de la famille des Anonacées.

Syn. — *Henteah.*

Habitat. — Abyssinie, Égypte.

Part. empl. — Graines, tiges, fruits.

Propr. thér. — Les graines sont employées contre la variole. Les tiges agissent comme stimulant des membranes muqueuses. Le fruit est employé, comme le cubèbe, contre la blennorragie et la diphtérie.

HAMAMELIS VIRGINIANA Lam. — Plante de la famille des Saxifragées; tribu des Hamamélacées.

Syn. — *Noisetier de la Sorcière, Witch-Hazel, Fleur d'hiver.*

Habitat. — États-Unis, Mexique, Canada.

Part. empl. — L'écorce de la tige, les feuilles cueillies en automne.

Comp. chim. — Contient de l'*Hamaméline*, produit résineux mélangé d'un alcaloïde.

Propr. thér. — Tonique et astringent contre les hémorroïdes et les hémorragies. Action décongestive, sédative, régularisant la circulation et agissant sur le système vaso-moteur, dilatateur et constricteur; ce qui explique son action hémostatique dans les stases sanguines, dans les dilatations profondes ou superficielles.

D'après Dujardin-Beaumetz, l'Hamamelis constitue un bon hémostatique dans les cas d'hémoptisie et d'hémorragie utérine; elle donne des résultats satisfaisants dans le traitement des hémorroïdes, mais elle est inefficace contre les varices.

Mode d'emploi. Doses. — Décoction, 30 gr. dans 500 grammes d'eau, à prendre en quarante-huit heures. Extrait mou, 1 gramme dans 250 gr. d'eau, 10 gouttes toutes les deux heures. Teinture de feuilles à 1/5, 5 à 20 gouttes par jour. Teinture d'écorce pure ou coupée d'eau pour usage externe en compresses. Extrait fluide, de 10 à 20 gouttes.

Doit être donné avec prudence; des troubles de la circulation ont été observés dans plusieurs cas où la dose de vingt gouttes par jour avait été dépassée.

HELENIUM MEXICANUM H. B. K. — Plante de la famille des Composées.

Syn. — *Chapuz, Hierba de las animas.*

Habitat. — Mexique.

Part. empl. — La plante.

Comp. chim. — Le professeur A. Carrillo a analysé la plante et a trouvé : résine-acide, essence, matière colorante jaune et un alcaloïde appelé *André-Alphonsine.*

Propr. thér. — La plante a une efficacité certaine contre les maladies nerveuses accompagnées ou non de douleurs. Le docteur Terres l'a expérimentée avec succès à l'hôpital Saint-André, dans des ataxies avec douleurs fulgurantes; au bout de deux mois, suppression complète des douleurs et marche presque normale. Le docteur Terres a obtenu également des guérisons de tabétiques, d'épileptiques, et dans des cas de maladie de Parkinson et d'hémiplégie avec hémorragie.

Mode d'emploi. Doses. — Décoction de 20 gr. de plante concassée dans 1 litre d'eau. Résine, à la dose de 2 grammes en émulsion.

HELIOTROPIUM INDICUM L. — Plante de la famille des Borraginées.

SYN. — *Yerba de Cotona.*

HABITAT. — Porto-Rico, Inde, Cochinchine.

PROPR. THÉR. — Le suc est employé pour résoudre les furoncles douloureux ou les anthrax.

Spécifique des aphtes et des ulcérations de la gorge et du pharynx.

Le docteur Amadeo l'a employé dans la pharyngite et l'angine tonsillaire, et a obtenu un soulagement de la douleur et de la constriction.

MODE D'EMPLOI. — A l'intérieur, infusion, gargarismes.

HOLARRHENA AFRICANA A. D. C. — Plante de la famille des Apocynacées.

SYN. — *Conessic.*

HABITAT. — Afrique occidentale, Côte d'Or, Sierra-Leone.

PART. EMPL. — Écorce.

COMP. CHIM. — Faust, Abich, Polskoff et Schumer ont isolé un alcaloïde, la *Conessinc.*

PROPR. THÉR. — L'écorce est d'un usage constant comme fébrifuge, comme astringent et comme tonique amer. L'expérimentation des médecins européens a confirmé les propriétés thérapeutiques constatées par les indigènes.

De plus, c'est un précieux remède contre les maladies d'intestins, la dysenterie, le choléra; il agit aussi contre les hémorragies, les angines et les vers parasites, comme lithontriptique, comme tonique et comme antipyrétique. On en a fait même l'égal du quinquina, dont il n'aurait pas les inconvénients.

A l'extérieur, on l'applique sous diverses formes pharmaceutiques contre les hémorroïdes, le prurit, les ulcères.

MODE D'EMPLOI. DOSES. — C'est la décoction que l'on préfère ordinairement, à la dose de 30 grammes pour 1 litre d'eau. Mais la teinture, l'extrait aqueux et la poudre sont aussi d'un usage courant.

HOLARRHENA ANTIDYSENTERICA Rob. Br. — Plante de la famille des Apocynacées.

SYN. — *Lo-moc.*

HABITAT. — Inde, Indo-Chine, Népaul, la Réunion.

PART. EMPL. — Graines, écorce de la tige.

COMP. CHIM. — Contient un alcaloïde appelé *Conessine,* et qui serait le même que celui retiré de l'*Hol. africana.*

PROPR. THÉR. — Les propriétés antidysentériques et fébrifuges de l'écorce et de la graine de cette espèce sont les mêmes que celles de l'*Holarrhena africana* (Voir ce mot).

HURA CREPITANS L. — Plante de la famille des Euphorbiacées.

SYN. — *Sablier*.

PART. EMPL. — Écorce de la tige.

HABITAT. — Antilles, Guyane, Vénézuéla, Brésil.

PROPR. THÉR. — Poison énergique employé comme éméto-cathartique, hydragogue, et à l'extérieur comme rubéfiant. Le latex de la plante est caustique, et, mis au contact de l'œil, il peut alors produire la cécité presque immédiate.

L'extrait de l'écorce est employé au Brésil contre la lèpre.

HYÆNANCHE GLOBOSA Lamb. — Plante de la famille des Buxacées.

HABITAT. — Le Cap.

PART. EMPL. — Fruits.

COMP. CHIM. — E. Schmidt a isolé des coques du fruit un alcaloïde, auquel il donne le nom d'*Hyænanchine*.

PROPR. THÉR. — Les fruits de l'*Hyænanche globosa* sont employés au Cap, comme le nom l'indique, pour empoisonner les hyènes.

L'alcaloïde de Schmidt, qui, d'après Engelhardt, est un corps indifférent chimiquement dans le genre de la picrotoxine, appartient à la classe des poisons convulsivants agissant sur le système nerveux central. On doit ranger l'Hyænanchine à côté de la strychnine, dont elle se distingue cependant en ce qu'elle agit plus directement sur le cerveau que sur la moelle épinière.

L'Hyænanchine est quatre fois moins toxique que la strychnine; son emploi thérapeutique se trouve tout indiqué surtout dans toutes les affections où on administre la strychnine, à cause de son action sur l'encéphale, par exemple dans l'amblyopie, et de la diminution de l'acuité auditive d'origine centrale. On aurait ainsi, d'après Engelhardt, un remède dont l'action excitante sur le cerveau serait plus forte tout en étant moins toxique.

MODE D'EMPLOI. DOSES. — Pilules et granules de l'Hyænanchine à 1 milligramme, à la dose de 1 à 2 par jour.

HYDRANGEA ARBORESCENS L. — Plante de la famille des Saxifragacées.

HABITAT. — Amérique du Nord, Japon, Inde.

PART. EMPL. — La racine.

COMP. CHIM. — D'après Jacob Baur, elle renferme une résine soluble dans l'éther, un alcaloïde, un composé cristallin neutre, tanin, gomme, matière colorante rouge.

G. Bondurant a trouvé un glucoside cristallisé, qu'il a appelé *Hydrangine*, et qui est fluorescent en solution.

PROPR. THÉR. — La racine, coupée en petits fragments et desséchée, a une odeur aromatique agréable; elle est préconisée en Amérique comme diurétique, pour combattre la gravelle, les maladies urinaires.

MODE D'EMPLOI. DOSES. — La racine est employée en décoction, à la dose de 10 grammes pour 1000 gr. d'eau.

HYDRASTIS CANADENSIS L. — Plante de la famille des Renonculacées.

SYN. — *Racine jaune, Racine orange.*

HABITAT. — États-Unis, Canada.

PART. EMPL. — Racine.

COMP. CHIM. — Eberhart a isolé de l'Hydrastis un alcaloïde, l'*Hydrastine*, alcaloïde bien cristallisé, formant des sels cristallisés et très voisin de la Berbérine.

Will, en oxydant l'Hydrastine, a obtenu un autre alcaloïde, l'*Hydrastinine,* qui possède des propriétés thérapeutiques.

PROPR. THÉR. — Le docteur Huchard a expérimenté l'Hydrastis et ses alcaloïdes sur de nombreux malades, et a remarqué une action manifeste sur les troubles fonctionnels de l'appareil utéro-ovarien et sur les anomalies de la menstruation, métrorragie, métrite, pyosalpingite.

Le docteur Saenger de Magdebourg dit que l'Hydrastis canadensis serait un médicament précieux contre les bronchites, en raison de son action expectorante et de ses effets calmants à l'égard de la toux; il emploie l'extrait fluide à la dose de 20 à 30 gouttes, quatre fois par jour.

On l'emploie comme tonique et antipériodique, véritable succédané du quinquina dans les fièvres intermittentes.

Il est laxatif, cholagogue, et est employé contre les affections chroniques des muqueuses et les hémorroïdes; de plus, il est altérant et antiseptique.

MODE D'EMPLOI. DOSES. — Extrait fluide, à la dose de 1 à 4 grammes, de deux à trois fois par jour. Teinture à 1/5, 10 gouttes toutes les deux heures. Hydrastine, de 10 à 30 centigrammes par jour. Chlorhydrate d'hydrastinine, de $0^{gr},05$ à $0^{gr},10$ par jour, en injections sous-cutanées.

HYDROCOTYLE ASIATICA L. — Plante de la famille des Ombellifères.

SYN. — *Bevilaqua, Ecuelle d'eau, Pacanga.*

HABITAT. — Inde, la Réunion, la Guadeloupe.

PART. EMPL. — La plante entière.

COMP. CHIM. — Contient la *Vellarine,* huile jaune, qui est le principe actif, deux résines et un extrait sucré.

PROP. THÉR. — On l'emploie sous forme d'extrait alcoolique, comme dépuratif et altérant dans la lèpre et dans l'éléphantiasis; il a donné d'excellents résultats dans le traitement de la syphilis ulcéreuse.

Mode d'emploi. Doses. — Décoction de 10 à
30 grammes de plante pour 1 litre d'eau, à réduire
à 200 grammes de liquide, à prendre en trois fois
par jour. Poudre de plante, 50 centigrammes.
Extrait fluide, 10 gouttes.

HYGROPHILA SPINOSA Anders. — Plante de
la famille des Acanthacées.

Syn. — *Talmakhara*.

Habitat. — Inde.

Part. empl. — Racine, graines, feuilles.

. Comp. chim. — Warden et Bosc ont analysé
cette racine et ont trouvé : Cholesterol : ($C^{26}H^{44}O$),
une huile fixe et des traces d'alcaloïde.

Propr. thér. — Aux Indes, l'Hygrophila spinosa est considérée comme rafraîchissant, diurétique et fortifiant. La racine et les graines sont
employées en tisane, dans les cas d'engorgement
hépatique, de rhumatisme et d'affections urinaires, à la dose d'une demi-tasse à thé trois fois
par jour.

La plante est communément répandue dans
toutes les boutiques de drogueries de l'Inde et de
l'Orient.

Les médecins mahométans mentionnent l'usage
des graines dans les cas de rhumatisme et comme
aphrodisiaques.

Les graines sont analeptiques ; elles renferment
un mucilage d'une saveur agréable et contenant

4,92 0/0 d'azote ou 31,14 de matières albumi-noïdes.

Rheede rapporte que la racine est usitée en décoction contre les maladies urinaires, la gra-velle et l'hydropisie.

La décoction de feuilles additionnées de vinaigre est employée comme diurétique.

Ainslie et Dutt la préconisent contre la jau-nisse et l'anasarque.

Le docteur Gibson et Jarsiningha recom-mandent l'emploi de la plante contre l'hydropisie, sous forme de décoction, préparée avec 60 gr. de plante pour 1 litre d'eau ; son emploi dure dix jours consécutifs. Ils ont obtenu de bons résul-tats, dans des cas où la digitale avait échoué.

Mode d'emploi. Doses. — Décoction de 60 gr. de plante pour 1 litre d'eau.

HYMENŒA COURBARIL L. — Plante de la fa-mille des Légumineuses.

Syn.— *Caroubier de l'Inde, Confiture, Copalier.*

Habitat. — Inde, Guyane, la Réunion, Gua-deloupe, Indo-Chine, Madagascar.

Prop. thér. — L'écorce, employée à l'état d'ex-trait fluide, est un bon sédatif artériel et un astrin-gent dans les cas d'hémoptisie, d'hématurie, de dysenterie et de diarrhée.

La résine sert à préparer des emplâtres anti-septiques et agglutinatifs.

Mode d'emploi. Doses. — Extrait fluide, à la dose de 10 à 20 gouttes.

HYMENODICTION EXCELSUM Wall. — Plante de la famille des Rubiacées; tribu des Cinchonées.

Syn. — *Cinchona excelsa* Roxb., *Bundaroo.*

Habitat. — Inde.

Part. empl. — Écorce de la tige.

Comp. chim. — Naylor a fait l'analyse de cette écorce et il a isolé un alcaloïde, l'*Hyménodyc-tionine* ($C^{23}H^{40}Az^2$). Cet alcaloïde se présente sous la forme d'une masse gélatineuse, couleur crème, très avide d'eau; point de fusion, 70°; il est soluble dans l'alcool et les acides.

Naylor a constaté la présence d'un glucoside, $C^{25}H^{40}O^7$, qui se présente sous la forme d'écailles micacées, soluble dans l'alcool et les acides; il est insoluble dans l'éther et le chloroforme.

D'après M. H. Bocquillon, outre le glucoside et l'alcaloïde de Naylor, l'écorce contient une huile fixe, de la résine, du tanin. Les cendres sont dans la proportion de 5,420 0/0.

Propr. thér. — L'écorce possède l'amertume et l'astringence du quinquina. On l'emploie dans l'Inde comme fébrifuge et tonique, sous forme de décoction de 30 grammes d'écorce concassée pour 1 litre d'eau.

La poudre est aussi employée en électuaire ou mélangée avec du miel, à la dose de 30 à 40 gr.

HYSTERIONICA BAYLAHUEN H. Bn. — Plante de la famille des Composées-Astéroïdes.

SYN. — *Haplopappus Baylahuen* Rem.

HABITAT. — Chili.

PART. EMPL. — Plante entière.

COMP. CHIM. — Essence, huile fixe, résine en grande quantité, cire, glucose, mucilage.

PROPR. THÉR. — Le docteur Carvalho l'a préconisé dans certaines affections gastro-intestinales, spécialement dans les recto-colites sanguinolentes, les dyspepsies flatulentes, les indigestions, la diarrhée consécutive aux troubles digestifs.

Le docteur Baillé a étudié la plante dans le service du docteur Dujardin-Beaumetz; il a obtenu d'excellents résultats dans les diarrhées diphtériques, les diarrhées cachectiques, la dysenterie aiguë et chronique, le cancer de l'intestin.

L'Hysterionica réussit dans les inflammations aiguës ou chroniques des poumons, et on a constaté qu'il était un très bon balsamique.

Le docteur Baillé a essayé cette plante dans des cas de blennorragie et a obtenu d'excellents succès; la plante ne provoque pas de diarrhée, comme le copahu et le mercure; elle modifie la nature de l'urine, dont elle diminue la mauvaise odeur.

MODE D'EMPLOI. DOSES. — Infusion de 1 gr. dans 150 grammes d'eau, à prendre de deux à quatre fois par jour. Teinture 1/5, de 1 à 6 gr.

ILEX PARAGUAYENSIS St. Hill. — Plante de la famille des Ilicinées ou Célastrinées.

Syn. — *Yerba maté*.

Habitat. — Paraguay, Brésil, Martinique, où elle a été acclimatée par Bellanger.

Part. empl. — Les feuilles.

Comp. chim. — Gubler a isolé un alcaloïde, la *Matéine*, ayant des propriétés analogues à la Caféine.

Propr. thér. — Depuis longtemps, les Indiens Guaranis employaient le maté en infusion comme un stimulant énergique, un tonique et même une panacée universelle.

D'après le docteur Domingo Parodi, le maté préparé en infusion jouit des propriétés spéciales des caféines comme médicament d'épargne, et, préparé en macération dans l'eau froide, il constitue un vrai médicament-aliment azoté, réparateur et nutritif; de là, augmentation d'urée.

Le docteur Leguizamon prescrit le maté contre les coliques néphrétiques pour désagréger les calculs de la vessie, contre la neurasthénie, la faiblesse nerveuse, les convalescences de longues maladies, l'insomnie produite par l'usage prolongé du café.

Le docteur Montes de Oca recommande le maté comme diaphorétique, diurétique, et calmant des douleurs internes.

Le docteur P. Segismundo emploie l'infusion

de maté comme purgatif ou plutôt comme aidant les mouvements péristaltiques de l'intestin, et par conséquent combattant la constipation.

D'après Mantegazza, le maté agit sur l'intelligence plus que le café et le thé; il excite le cerveau, empêche la fatigue du grand sympathique et excite au travail. On en ressent une sensation de bien-être; l'abus amène des troubles gastriques.

MODE D'EMPLOI. DOSES. — Décoction, infusion, macération de 30 grammes de feuilles de maté pour 1 litre d'eau. Teinture à 1/5, à la dose de 2 à 5 grammes. Saccharolé de maté, à la dose d'une cuillerée à soupe.

INDIGOFERA ANIL L. — Plante de la famille des Légumineuses.

SYN. — *Anil.*

HABITAT. — Mexique.

PART. EMPL. — Feuilles.

COMP. CHIM. — Résine, indigotine, rouge d'indigo.

PROPR. THÉR. — Le docteur V. Cervantès recommande la plante à l'intérieur comme antidote de l'arsenic et du mercure.

Le docteur Noble l'a préconisée contre l'épilepsie.

Le docteur Govantes a expérimenté la plante pour la guérison des affections du système nerveux et comme purgatif agissant sur la dernière partie de l'intestin. L'Anil est recommandé spécialement contre les coliques intestinales, la chorée et l'ictère.

On fait encore usage de la plante comme vulnéraire, stomachique, fébrifuge, antispasmodique, et enfin comme diurétique.

La poudre de graines et de racines est insecticide.

MODE D'EMPLOI. DOSES. — Poudre de feuilles, en cachets, pilules ou capsules, à la dose de 0^{gr},50 à 1 gramme pour les enfants, et de 2 à 10 grammes pour les adultes.

IPOMŒA STANS Cav. — Plante de la famille des Convolvulacées.

SYN. — *Tlaxcapan.*

HABITAT. — Mexique.

PART. EMPL. — Racine.

COMP. CHIM. — L'analyse de M. Montes de Oca a montré la présence d'essence, de tanin, de résines, de glucoside et de catéchine.

PROPR. THÉR. — La racine a été employée comme purgatif depuis un temps immémorial.

Les docteurs Terres et Huici l'ont expérimenté avec succès dans l'hystérie et l'épilepsie, en administrant la poudre à la dose de 8 à 10 grammes sans obtenir un résultat très appréciable; tandis que le docteur Govantes a obtenu de bons effets avec 30 grammes de teinture par jour, et les crises

d'épilepsie diminuèrent de fréquence et dispa-
rurent. De même le docteur Farias, employant la
décoction de la racine, à la dose de 2 grammes,
pendant vingt et un jours de suite, eut des effets
surprenants dans deux cas d'épilepsie et trois cas
d'hystérie.

MODE D'EMPLOI. DOSES. — Teinture 1/5, à la
dose de 30 grammes. Décoction de 2 grammes
dans 125 grammes d'eau.

La forme pharmaceutique du médicament a
beaucoup d'importance pour cette drogue.

IXORA PANICULATA Lam. — Plante de la famille des Rubiacées.

SYN. — *Bois de Pintade.*

HABITAT. — La Réunion, Inde.

PART. EMPL. — Tige, racines.

COMP. CHIM. — M. H. Bocquillon a analysé la
tige et a trouvé un alcaloïde, l'*Ixorine,* huile essentielle, résine, tanin, pectine.

PROPR. THÉR. — Le bois de Pintade est employé
comme fébrifuge à la Réunion; il fait partie du
remède populaire d'Alexis Laurent.

Sa racine, amère et aromatique, est employée
par les médecins indigènes, comme apéritif et
pour combattre les obstructions intestinales.

On l'emploie aussi comme diurétique contre
l'hydropisie.

MODE D'EMPLOI. DOSES. — On l'administre sous

la forme de décoction, à la dose de 45 grammes de poudre de tige pour 1 litre d'eau, à prendre en vingt-quatre heures. Teinture 1/5, à la dose de 2 à 4 grammes.

JACARANDA PROCERA Lam. — Plante de la famille des Bignoniacées.

SYN. — *Caroba.*

HABITAT. — Brésil, Colombie.

PART. EMPL. — Feuilles, fruits.

COMP. CHIM. —Contient un alcaloïde cristallisé, la *Carobine,* et une résine balsamique, la *Carobone.*

PROPR. THÉR. — Ce médicament est vanté comme antisyphilitique, et on peut lui adjoindre les iodures.

On l'emploie aussi dans la blennorragie chronique et dans les diverses affections vénériennes, cutanées et rhumatismales, chancres, bubons, ulcères, impetigo, psoriasis, douleurs articulaires, maux de tête, névralgies, catarrhe chronique de l'urètre, douleurs ostéoscopes.

D'après Engler, les indigènes emploient les fruits contre la syphilis. Ils préparent une sorte d'extrait aqueux des fruits, et ils en prennent à l'intérieur, et ils lavent à l'extérieur les plaies syphilitiques et ulcéreuses.

MODE D'EMPLOI. DOSES. — Infusion, 125 gr. dans 1 litre d'eau, à prendre à la dose d'une cuillerée à café trois fois par jour. Extrait fluide, de 1 à 4 grammes, trois fois par jour.

JACOBINIA MOHINTLI Benth. — Plante de la famille des Acanthacées.

SYN. — *Plante d'azur.*

HABITAT. — Mexique.

COMP. CHIM. — Contient une matière colorante bleue formée par trois substances, la *Mohitline,* la *Mohitléine* et l'acide *mohitlique;* la matière colorante, d'abord blanche, bleuit ensuite par oxydation comme pour l'indigo.

PROPR. THÉR. — La plante est employée au Mexique comme antidysentérique et au besoin comme remède contre la variole, l'épilepsie, l'apoplexie et les fièvres intermittentes.

JATROPHA GOSSYPIFOLIA Jacq. — Plante de la famille des Euphorbiacées.

SYN. — *Tua-tua, Médicinier sauvage, Médicinier des barrières.*

HABITAT. — Antilles, Vénézuéla, Inde, Océanie.

PART. EMPL. — Racine, feuilles, tige.

COMP. CHIM. — M. H. Bocquillon a analysé la tige et a trouvé comme principes actifs un glucoside et une résine.

PROPR. THÉR. — En Océanie, la plante est employée avec succès contre la lèpre.

Au Vénézuéla, la racine est employée contre la

rage et la lèpre; on emploie aussi les feuilles en décoction comme purgatif, dans les cas de trouble stomacal. Le lait qui découle par incision des tiges agit très bien contre les ulcères. La décoction de la racine est excellente contre l'hydropisie.

Aux Antilles, on emploie les feuilles comme fébrifuge, contre les fièvres intermittentes.

MODE D'EMPLOI. DOSES. — Infusion de feuilles ou décoction de racines, à la dose de 20 grammes pour 1 litre d'eau, à prendre en vingt-quatre heures.

JATROPHA SPATULATA Müll. — Plante de la famille des Euphorbiacées.

SYN. — *Sangre de drago*.

HABITAT. — Mexique.

PART. EMPL. — Rhizomes.

COMP. CHIM. — Le professeur Mariano Lozano a trouvé dans le rhizome une essence, un alcaloïde, une résine acide, de la saponine, un principe acide à fonction glycosidique.

PROPR. THÉR. — Le docteur J. Huici a fait des observations sur cette racine, et il a trouvé que c'était un bon astringent pouvant être employé dans les affections intestinales avec diarrhées.

Il en prépare de bons gargarismes contre les affections de la gorge.

MODE D'EMPLOI. DOSES. — Décoction de 3 gr.

pour 100 grammes d'eau. Extrait aqueux, à diviser en pilules de 20 centigrammes, à prendre de 2 à 5 pilules toutes les deux heures.

JOHANESIA PRINCEPS Velloz. — Plante de la famille des Euphorbiacées; tribu des Jatrophées.

SYN. — *Anda Assu, Coco purgatif.*

HABITAT. — Brésil.

PART. EMPL. — Graines.

COMP. CHIM. — Les graines contiennent 14 0/0 d'huile jaune pâle, transparente, inodore, de saveur âcre, soluble dans l'éther et la benzine, se solidifiant à 8°, densité = 0,917.

Olivier a retiré de cette huile une substance cristallisée, la *Johanésine,* dans la proportion de 0,4 0/0, peu soluble dans l'eau, soluble dans l'alcool, insoluble dans l'éther et le chloroforme et formant des sels avec les acides.

PROPR. THÉR. — L'huile est purgative comme l'huile de ricin, mais à dose trois ou quatre fois moindre, plus fluide, sans odeur, plus facile à prendre et produisant son effet purgatif en deux ou trois heures sans irritation de l'estomac ni de l'intestin.

La *Johanésine* n'est pas toxique; le sulfate de Johanésine est usité comme diurétique à la dose de 1 gramme.

On peut employer les graines elles-mêmes comme purgatif efficace dans les affections du

·foie, la jaunisse, l'hydropisie, les désordres menstruels et les affections scrofuleuses.

MODE D'EMPLOI. DOSES. — Émulsion aromatisée de graines. Graines, de 2 à 3 pour un adulte. Huile, 10 grammes. Johanésine, 1 gramme.

JUGLANS CINEREA L. — Plante de la famille des Juglandées.

SYN. — *Noix à huile, Noix à beurre.*

HABITAT. — Amérique du Nord.

PART. EMPL. — La seconde écorce, et surtout celle de la racine, qui est plus active.

PROPR. THÉR. — Ce médicament combat la constipation habituelle et surtout la dysenterie; cette purgation est douce et n'occasionne ni chaleur, ni irritation consécutives. Associé au calomel, il a été employé dans les fièvres intermittentes ou dans les affections compliquées de congestion des viscères abdominaux.

MODE D'EMPLOI. DOSES. — Extrait fluide, de 4 à 8 grammes. Teinture 1/5, à la dose de 4 à 8 gr. Extrait résineux (*Juglandin*), à la dose de 30 à 60 centigrammes comme laxatif et de 1 à 2 gr. comme purgatif.

JUSTICIA GENDARUSSA L. — Plante de la famille des Acanthacées.

SYN. — *Gendarussa vulgaris* Nees, *Guérit petite colique.*

5*

Habitat. — Inde, Java, la Réunion, Madagascar, Zanzibar, Chine.

Propr. thér. — Louvet dit que cette plante est employée à la Réunion sous le nom de *Guérit petite colique,* pour combattre efficacement les coliques de l'enfance.

Aux Indes, on emploie la décoction des feuilles contre la paralysie et dans les cas de rhumatisme chronique avec gonflement des jointures.

Rheede emploie le suc de la plante comme émétique, et il préconise des bains préparés avec la plante pour le traitement des rhumatismes.

Horsfield emploie à Java la plante comme émétique.

En Abyssinie, on l'emploie dans le traitement des affections pulmonaires.

Motey signale son emploi comme fébrifuge.

Ainslie rapporte qu'on utilise les décoctions de la plante comme expectorant.

La plante jouit également de propriétés antiseptiques, et aux Indes on place les feuilles dans les vêtements pour les préserver des insectes.

En Chine, cette plante est usitée contre le rhumatisme, la dysurie, les furoncles et la jaunisse.

Mode d'emploi. Doses. — Décoction de feuilles, à la dose de 60 grammes pour 1 litre d'eau.

KAYA SENEGALENSIS Suss. — Arbre de la famille des Cédrélacées.

Syn. — *Cailcedra, Quinquina du Sénégal, Acajou du Sénégal.*

Habitat. — Sénégal, Martinique.

Part. empl. — Écorce.

Comp. chim. — M. E. Caventou a découvert une matière colorante rouge, un alcaloïde, la *Cailcédrine.*

Propr. thér. — Fébrifuge et tonique, comme le Quinquina.

L'écorce est encore employée comme styptique et astringente, à cause de la grande quantité de tanin qu'elle contient.

Les docteurs Buland et Duvau ont expérimenté cette écorce à l'hôpital de Gorée et ont constaté que ce produit est fébrifuge, mais ne peut rendre de services que dans les fièvres légères.

Le docteur Moutard-Martin a donné avec succès à trois fébricitants l'extrait à la dose de 1^{gr},50, et il a constaté que cette dose équivalait à 1 gramme de sulfate de quinine.

Mode d'emploi. Doses. — Teinture 1/5, 4 gr. par jour. Extrait hydro-alcoolique, à la dose de 1 à 2 grammes. Vin et sirop, analogues au vin et sirop de quinquina du Codex.

LACHNANTHES TINCTORIA Ell. — Plante de la famille des Hœmodoracées.

Syn. — *Racine rouge.*

Habitat. — Amérique du Nord.

Part. empl. — La racine.

Propr. thér. — Employé dans la pneumonie, le typhus, les affections cérébrales, la laryngite, l'enrouement, et d'une façon générale comme sédatif nerveux et pulmonaire. Il procure un grand soulagement dans la toux des phtisiques.

Mode d'emploi. Doses. — Teinture de racines 1/10, à la dose de 4 grammes.

LANDIA STELLIGERA Comm. — Plante de la famille des Rubiacées.

Syn. — *Lingue, Gros lingue.*

Habitat. — La Réunion, île Maurice.

Part. empl. — Écorce de la tige, racine.

Comp. chim. — M. H. Bocquillon a analysé la tige et a trouvé un alcaloïde, huile fixe, résine, tanin, acide spécial, glucose.

Propr. thér. — A la Réunion et dans l'île Maurice, le Lingue est employé comme remède populaire contre les fièvres intermittentes, à la place du Quinquina.

Mode d'emploi. — On administre une décoction de 45 grammes de poudre de tiges dans 1 litre d'eau, à prendre en vingt-quatre heures. Teinture 1/5, à la dose de 2 à 5 grammes.

LANTANA SPINOSA L. — Plante de la famille des Verbénacées.

Syn. — *Camara, Yerba sagrada.*

Habitat. — Brésil, Amérique du Nord.

Part. empl. — La plante entière.

Comp. chim. — MM. Buiza et Negreta de Lima ont découvert un alcaloïde, la *Lantanine*.

Propr. thér. — Le Camara est donné en infusion dans les affections catarrhales des voies respiratoires, contre la toux et les fièvres hépatiques, ainsi que comme remède sudorifique.

Au Brésil, on en fait des bains aromatiques et fébrifuges. L'alcaloïde agit sur la circulation et abaisse la température; les estomacs les plus faibles le supportent bien, il guérit les fièvres intermittentes, même quand la Quinine est restée sans effet.

Mode d'emploi. Doses. — 60 grammes de plante infusés dans 1 litre d'eau, à prendre à la dose d'un grand verre à la fois. Alcaloïde, à la dose de 1 à 2 grammes en pilules de 10 centigrammes.

LAURUS PERSEA L. — Plante de la famille des Lauracées.

Syn. — *Avocatier, Aguacata.*

Habitat. — Antilles, Guyane, Vénézuéla, Brésil.

Comp. chim. — M. Maquenne a trouvé dans le fruit un sucre spécial, qu'il a appelé *perséite*, et du tanin.

Part. empl. — Feuilles, graines.

PROPR. THÉR. — Les feuilles et les bourgeons renferment un tanin, qui leur communique des propriétés astringentes et les a fait employer comme antidysentériques.

Aux Antilles, on emploie les feuilles comme pectorales, balsamiques et carminatives.

La graine contient un suc laiteux qui rougit à l'air et est très astringent ; on l'a vanté contre la diarrhée et la dysenterie.

MODE D'EMPLOI. DOSES. — Infusion de feuilles, à la dose de 60 grammes pour 1 litre d'eau. Décoction de 30 grammes de poudre de graines dans un litre d'eau et réduit à 500 grammes pour vingt-quatre heures.

LAWSONIA INERMIS L. — Plante de la famille des Lythracées.

SYN. — *Henné, Lausone, Alcanna, Mindi, Henné à feuilles jaunâtres, Réséda des Antilles.*

HABITAT. — Cochinchine, Inde, Sénégal, Soudan, la Réunion, Guadeloupe, Martinique.

COMP. CHIM. — M. Ehrmann a trouvé la composition suivante des feuilles de Henné : alcaloïde en faible proportion, résine, substance amère, tanin 10 0/0, matière colorante 3 0/0, amidon 5 0/0, lectine.

Eau hygrométrique, 8,50 0/0 ; cendres, 9,40 0/0.

PROPR. THÉR. — Les feuilles, pulvérisées et réduites en pâte à l'aide d'huile, sont utilisées en cataplasmes contre les migraines et les douleurs de tête.

On emploie aussi l'extrait fluide contre la lèpre, pris à l'intérieur.

La décoction est vantée contre la jaunisse, l'hépatite, les affections calculeuses et les maladies de la moelle épinière.

Les feuilles, depuis les temps les plus reculés, sont utilisées, sous le nom de *Henné*, par les femmes d'Orient pour la coloration en rouge orange de la paume de la main et des ongles.

En Europe, on emploie les feuilles pour colorer les cheveux en couleur blond fauve.

Dans les colonies françaises d'Afrique et d'Asie, les feuilles de Lawsonia sont employées comme antihelminthiques, emménagogues, stimulantes, et contre les affections cutanées, les ulcères et la lèpre.

MODE D'EMPLOI. DOSES. — Décoction de feuilles, 30 grammes pour 1000 grammes d'eau. Extrait fluide, 20 grammes deux fois par jour.

LEONOTIS NEPETÆFOLIA R. Br. — Plante de famille des Labiées.

SYN. — *Rascamono.*

HABITAT. — Porto-Rico.

PART. EMPL. — Feuilles.

PROPR. THÉR. — Tonique, antispasmodique, très efficace contre la fièvre typhoïde dans les régions tropicales. Les indigènes l'emploient contre les fièvres intermittentes, mélangé à du citron ou à du rhum.

MODE D'EMPLOI. DOSES. — Teinture 1/5, à la dose de 8 grammes.

LEPIDIUM INTERMEDIUM A. Gray. — Plante de la famille des Crucifères.

SYN. — *Lentépilla.*

HABITAT. — Mexique.

PART. EMPL. — La plante entière.

COMP. CHIM. — Contient : essence, résine acide, acide organique, tanin, alcaloïde, saponine.

PROPR. THÉR. — On l'emploie contre la diarrhée aiguë et chronique, et donne de meilleurs résultats dans le premier cas; elle a très bien réussi dans l'entérite aiguë.

Le docteur Terres l'a administré avec succès dans plusieurs cas d'entérite chronique et de colite ulcéro-membraneuse.

MODE D'EMPLOI. DOSES. — Décoction de 15 gr. de plante fraîche dans 300 grammes d'eau. Extrait fluide, à la dose de 4 grammes.

LEPTANDRA VIRGINICA Nutt. — Plante de la famille des Scrofulariacées.

SYN. — *Veronica virginica.*

HABITAT. — États-Unis.

PART. EMPL. — Rhizome.

Comp. chim. — Contient de la *Leptandrine*.

Propr. thér. — Le rhizome frais est éméto-cathartique; desséché, il est cholagogue, tonique et laxatif; il a été employé dans les affections du foie, la fièvre typhoïde, la dyspepsie, la diarrhée, la dysenterie et le choléra infantile.

Mode d'emploi. Doses. — Poudre, de 2 à 4 gr. Extrait fluide, de 1 à 3 grammes. Décoction de rhizome, de 2 à 4 grammes. Leptandrine, de 1 à 5 centigrammes.

LEUCADENDRON CONCINNUM H. B. — Plante de la famille des Protéacées.

Habitat. — Le Cap.

Part. empl. — Feuilles.

Comp. chim. — D'après Beck, les feuilles contiennent un glucoside, la *Protéacine*, qui ressemble à la Salicine.

Propr. thér. — Les indigènes du Cap emploient les feuilles comme remède contre la malaria.

Mode d'emploi. Doses. — Infusion, 30 gr. de feuilles dans 1 litre d'eau.

LIATRIS ODORATISSIMA Willd. — Plante de la famille des Composées.

Syn. — *Langue de daim*.

Habitat. — États-Unis (Caroline, Floride).

Part. empl. — Feuilles.

Comp. chim. — Contient de la Coumarine.

Propr. chim. — Les feuilles sont aromatiques, stimulantes et diaphorétiques; sèches, elles sont employées pour préserver les vêtements contre les insectes.

Mode d'emploi. Doses. — Infusion de 45 gr. de feuilles pour 1 litre d'eau.

LIPPIA MEXICANA Rich. — Plante de la famille des Verbénacées.

Habitat. — Mexique.

Part. empl. — Feuilles, fleurs.

Comp. chim. — Le docteur Podovissotzki a trouvé qu'elle contenait un camphre, nommé *Lippiol,* qui est le principe actif de la plante.

Propr. thér. — On la recommande beaucoup pour combattre l'asthme et la toux des phtisiques.

Mode d'emploi. — La meilleure préparation est une alcoolature faite avec la plante fraîche et l'alcool à 90°, qui dissout à la fois l'essence et le camphre. Les proportions sont de 1 partie en poids de fleurs et de feuilles pour 9 parties d'alcool.

LIRIODENDRON TULIPIFERA L. — Plante de la famille des Magnoliacées.

Syn. — *Tulipier, Bois blanc, Peuplier jaune.*

Habitat. — États-Unis, Antilles.

PART. EMPL. — Écorces de la racine et de la tige.

COMP. CHIM. — Griffith et Procker ont trouvé dans l'écorce : oléorésine, résine blanche cristallisée (*Liriodendrine*), matière colorante, glucose, alcaloïde (*Tulipiférine*), glucoside, principe amer.

PROPR. THÉR. — Schrœff préconise les graines comme apéritives et l'onguent préparé avec les feuilles fraîches comme très efficace dans les inflammations et les gangrènes.

Young et Barton l'emploient comme antipériodique et tonique dans les fièvres intermittentes et prétendent que l'écorce n'est pas inférieure à celle du Quinquina. Ils l'emploient aussi contre la jaunisse, le catarrhe intestinal et les convulsions des enfants.

Éberlé l'emploie comme antihelminthique et vermifuge.

Chapman utilise les feuilles en topique contre les migraines, les entorses, les contusions et les blessures.

MODE D'EMPLOI. DOSES. — Extrait fluide, de 0gr,50 à 2 grammes. Décoction, 30 grammes par litre d'eau. Teinture 1/5, à la dose de 1 à 5 gr.

LIRIOSMA OVATA Miers. — Plante de la famille des Olacacées, d'après Carl Hartwich de Zurich.

Syn. — *Muirapuama, Moyrapuama, Acanthea virilis.*

Habitat. — Brésil.

Comp. chim. — M. C. Rebourgeon a fait l'analyse de cette plante et a trouvé une résine et un glucoside.

D'après Pekolt, cette drogue contient de l'essence, du phlobaphène, du tanin, une résine alcaloïdique, un corps cristallisé réducteur.

Prop. thér. — MM. C. Rebourgeon et Gall ont confirmé, par des expériences physiologiques et thérapeutiques, l'efficacité de cette plante dans le traitement des maladies du système nerveux.

Administré sous forme d'extrait fluide contenant une quantité dosée du glucoside qui en est le principe spécifique, ce médicament donne des résultats certains dans les asthénies gastro-intestinales et circulatoires, dans l'atonie de l'ovulation et dans l'impuissance génésique.

Le docteur Monin a obtenu des succès rapides dans des cas d'anaphrodisie neurasthénique et post-grippale.

Dans l'ataxie locomotrice, les névralgies anciennes, le rhumatisme chronique, les paralysies partielles, le Moyrapuama donne des résultats durables.

D'après Pekolt, cette drogue est administrée sous forme de décoction contre la dysenterie.

La teinture 1/5 est souvent ordonnée au Brésil

en frictions contre le rhumatisme et la paralysie.

MODE D'EMPLOI. DOSES. — Extrait fluide, à la dose de 10 à 20 gouttes avant chaque repas. Décoction, 10 grammes pour 250 grammes d'eau.

LITHRA CAUSTICA Miers. — Plante de la famille des Anacardiacées.

SYN. — *Litre*.

HABITAT. — Chili.

PART. EMPL. — Feuilles.

COMP. CHIM. — D'après Herrera, les feuilles contiennent une essence composée de cardol en majeure partie et de la résine âcre.

PROP. CHIM. — Les feuilles, surtout fraîches, occasionnent spontanément des éruptions, qui peuvent être employées thérapeutiquement comme vésicant et révulsif.

J. Miguel recommande comme agent révulsif l'alcoolature de feuilles de Litre.

E. Merck a remarqué que la plante desséchée, envoyée en Europe, avait perdu complètement son action révulsive, tandis que des teintures et des extraits préparés par M. le docteur Brumeister, à la Conception, étaient très actives. M. Merck propose de faire, avec l'extrait chilien, des emplâtres dont l'action égalerait celle du thapsia.

MODE D'EMPLOI. — Usage externe : teinture. Extrait.

LOBELIA LAXIFLORA H. B. K. — Plante de la famille des Campanulacées.

SYN. — *Chilpanxochitl.*

HABITAT. — Mexique.

PART. EMPL. — Racine.

COMP. CHIM. — Contient un alcaloïde, la *Lobeline.*

PROPR. THÉR. — La racine a un effet analogue à celui de l'Ipécacuanha; on l'administre comme émétique, expectorant et antiasthmatique; on peut la considérer comme le spécifique assuré de l'asthme.

Comme émétique, on peut pratiquer une injection sous-cutanée de Lobeline, et il produit moins de collapsus que l'Ipéca et le tartrate d'antimoine. Aussi peut-on employer l'infusion pour faire vomir les enfants.

Aux États-Unis et aux Antilles, la Lobeline est employée comme antisyphilitique.

MODE D'EMPLOI. DOSES. — Poudre de racine en cachets, à la dose de 40 à 60 centigrammes en vingt-quatre heures. Teinture 1/5, à la dose de 2 à 3 grammes. Extrait fluide, à la dose de 1 à 2 grammes. Lobeline, à la dose de 15 centigr. pour les enfants et de 10 à 20 centigrammes pour les adultes.

LODOICEA SECHELLARUM Lab. — Plante de la famille des Palmiers.

SYN. — *Jahari, Cocotier des Seychelles.*

HABITAT. — Seychelles.

PROPR. THÉR. — Tonique, fébrifuge et alexi-pharmaque.

MODE D'EMPLOI. DOSES. — Extrait fluide, à la dose de 2 à 5 gouttes.

LŒSELIA COCCINEA Don. — Plante de la famille des Polémoniacées.

SYN. — *Espinosilla.*

HABITAT. — Mexique.

PART. EMPL. — Feuilles.

COMP. CHIM. — L'analyse a été opérée à l'Institut médico-national de Mexico. La plante contient : essence, résine neutre, matière colorante jaune, tanin, alcaloïde, la *Lœseline*, saponine et amidon.

PROPR. THÉR. — Depuis un temps immémorial, le peuple mexicain emploie cette plante contre les fièvres. On l'administre aussi contre le typhus, les fièvres catarrhales et dans tous les cas où il y a élévation de température ; aussi ce remède jouit d'une grande réputation comme calmant et comme réfrigérant.

Le docteur Garcia-Gaubay a obtenu des effets diaphorétiques et diurétiques, améliorant la fièvre typhoïde.

Le docteur Manuel Oropeza l'a employé comme sudorifique, expectorant et éméto-cathartique, et donnant de bons résultats dans les bronchites chroniques et la pneumonie.

Le docteur Martinez del Campo a expérimenté à l'hôpital Saint-André les effets antithermiques et a obtenu la guérison dans beaucoup de cas de typhus, de pneumonie, de tuberculose viscérale.

Mode d'emploi. Doses. — Teinture 1/5, à la dose de 10 grammes à 60 grammes. Extrait aqueux, de 0gr,50 à 2 grammes. Extrait hydro-alcoolique, de 1 à 5 grammes.

LUCUMA CAINITO D. C. — Plante de la famille des Sapotacées.

Syn. — *Abiaba*.

Habitat. — Brésil.

Comp. chim. — Contient un alcaloïde, la *Lucumine*.

Propr. thér. — Tonique puissant, antidiarrhéique, antidysentérique, antipériodique, employé contre les fièvres intermittentes et contre les diarrhées.

Mode d'emploi. Doses. — Comme antipériodique, de 20 à 23 centigrammes de poudre. Comme antidiarrhéique, de 10 à 15 centigrammes.

LUCUMA GLYCYPHLŒUM Casas. — Plante de la famille des Sapotacées.

Syn. — *Guaranhem, Monesia*.

HABITAT. — Antilles, Brésil.

PROPR. THÉR. — Tonique et astringent, employé dans les affections pulmonaires, les maladies de la vessie, les diarrhées et la blennorragie ; elle agit sur l'utérus, à la façon de l'ergot de seigle.

MODE D'EMPLOI. Doses. — Décoction à 30 0/0. Extrait mou de 25 centigrammes à 2 grammes.

LYCOPODIUM SAURURUS Lam. — Plante de la famille des Lycopodiacées.

HABITAT. — Amérique du Sud.

PART. EMPL. — Feuilles, racine.

COMP. CHIM. — Le docteur Bardet a isolé un alcaloïde, la *Piliganine*.

PROPR. THÉR. — On l'emploie dans le catarrhe gastrique, mais on doit s'en servir avec précaution, car elle est émétique à haute dose. La racine de la plante est purgative. L'alcaloïde est toxique, émétique et convulsivant.

LYCOPUS VIRGINICUS L. — Plante de la famille des Labiées.

SYN. — *Charmweed*.

HABITAT. — États-Unis, Canada.

PART. EMPL. — Plante entière.

COMP. CHIM. — M. Bocquillon a analysé la plante et a trouvé un glucoside, qu'il a appelé *Lycopine*, soluble dans l'alcool, le chloroforme, l'éther, l'aldéhyde et l'acétone. En outre une résine, une essence et du tanin, 8,5 0/0.

PROP. THÉR. — Le Lycopus est réputé dans l'Amérique du Nord contre les hémoptisies et les premiers stades de la phtisie.

Elle possède en outre des propriétés astringentes, sédatives et même narcotiques.

Le docteur Briggs a employé cette plante contre la morsure des serpents en en faisant absorber une décoction de 20 grammes dans 500 grammes d'eau, et en faisant des compresses renouvelées souvent avec la même décoction.

MODE D'EMPLOI. DOSES. — Décoction de 20 à 30 grammes de plante dans 1 litre d'eau en réduisant le volume à 500 grammes.

MALOUETIA NITIDA Spr. — Plante de la famille des Apocynacées.

SYN. — *Guachamaca.*

HABITAT. — Vénézuéla.

PART. EMPL. — Écorce de la tige.

COMP. CHIM. — Scheffer a isolé un alcaloïde, la *Guachamacine,* très toxique, analogue au curare.

PROP. THÉR. — Scheffer a recommandé l'extrait aqueux de l'écorce dans le traitement des spasmes, du tétanos et des affections similaires du système nerveux.

Ernst trouve une action hypnotique au Guachamaca et une action convulsivante et toxique moins accusée qu'on le croyait, mais cela peut tenir de l'état de conservation de la plante.

Kobert étudie cette écorce et trouve une grande similitude entre le Guachamaca et le curare, et entre son alcaloïde et la curarine; mais il déclare que le Malouetia nitida est plus facile à manier que le curare et que les médecins ont un médicament d'action plus uniforme.

Mode d'emploi. Doses. — Extrait alcoolique, à la dose de 1 à 5 milligrammes en vingt-quatre heures.

MAMMEA AMERICANA L. — Plante de la famille des Guttifères.

Habitat. — Antilles, Vénézuela, Guyane.

Part. empl. — Écorce, feuilles.

Propr. chim. — L'eau distillée de fleurs est rafraîchissante et digestive. La gomme-résine est antiparasitaire et employée avec succès contre la chique pénétrante. L'écorce en décoction est émolliente et vulnéraire et sert en applications locales sur les plaies et blessures. Les graines sont amères. Les feuilles en décoction sont vantées contre les fièvres intermittentes.

Mode d'emploi. Doses. — Décoction de feuilles à la dose de 45 grammes pour 1 litre d'eau pour un jour.

MANGIFERA INDICA L. — Plante de la famille des Térébinthacées-Anacardiacées.

Syn. — *Mango, Manguier, Freycinet, Saint-Michel, Loubi.*

Habitat. — La Réunion, Madagascar, Guyane, Tahiti, Sénégal, Antilles.

Part. empl. — Écorce et fruit.

Propr. thér. — Propriétés astringentes efficaces. On l'emploie contre les fièvres, la métrorragie, la leucorrhée, les affections cutanées et la gale.

Le suc résineux est antidysentérique.

L'huile du péricarpe est vésicante.

Mode d'emploi. Doses. — Extrait fluide, à la dose de 1 à 5 grammes à l'intérieur; à l'extérieur, à la dose de 10 grammes pour 120 grammes d'eau, en lotions ou gargarismes.

MARSDENIA ERECTA R. Br. — Plante de la famille des Asclépiadacées.

Habitat. — Syrie.

Part. empl. — Suc de la tige, plante.

Propr. thér. — Cette plante donne un suc narcotique, usité en Orient contre plusieurs névroses. Ce suc agit même sur la peau comme vésicant et y fait naître des ampoules. Pris à l'intérieur, il occasionne des tremblements et des convulsions.

Mode d'emploi. Doses. — L'emploi et la posologie de ce médicament ont besoin d'être étudiés à nouveau.

MELALEUCA LEUCADENDRON L. — Plante de la famille des Myrtacées.

SYN. — *Arbre blanc, Cajeput*.

HABITAT. — Indo-Chine, Nouvelle-Calédonie.

PART. EMPL. — Feuilles.

COMP. CHIM. — Contient une essence, le *Cajeputol*, $C^{40}H^{16}, H^2O$.

PROPR. THÉR. — L'essence est employée contre la goutte, les rhumatismes, la paralysie et l'épilepsie. Son action est plus sensible que celle de l'Eucalyptus. A l'intérieur, administrée en capsules, elle est très efficace contre les affections des voies respiratoires.

On l'emploie à l'extérieur comme rubéfiant.

MODE D'EMPLOI. DOSES. — Capsulines, contenant 10 gouttes d'essence à la dose de 1 à 5 par jour.

MELANORRHŒA USITATA Wall. — Plante de la famille des Térébinthacées-Anacardiacées.

SYN. — *Thit-tsi*.

HABITAT. — Indo-Chine.

PART. EMPL. — Suc de la tige.

PROPR. THÉR. — Le suc est employé pour expulser les ascarides lombricoïdes. On l'administre sous forme d'électuaire avec un poids égal de miel avec lequel il est chauffé. La dose est de une ou deux cuillerées à bouche, et on fait suivre l'administration d'une dose d'huile de ricin, pour déterminer l'expulsion des ascarides morts.

La saveur extrêmement nauséeuse de cette préparation et la grande quantité qu'il faut ingérer rendent son emploi difficile pour les Européens; même son emploi détermine des éruptions érysipélateuses.

MODE D'EMPLOI. DOSES. — Électuaire au suc de la plante, administré à la dose de 25 à 75 gr.

MELASTOMA SEPTEMNERVIA H. Bn. — Plante de la famille des Mélastomacées.

HABITAT. — Inde, Cochinchine, Moluques.

PART. EMPL. — Écorce, feuille, racine.

PROPR. THÉR. — Les feuilles sont employées dans l'Inde comme astringentes contre la diarrhée et la dysenterie; l'écorce est usitée en lotions et en gargarisme.

Aux îles Moluques, la racine est préconisée contre l'épilepsie.

En Cochinchine, l'écorce est employée comme astringente contre les diarrhées. La racine est considérée comme abortive.

Les fruits sont donnés aux enfants contre l'incontinence d'urine.

MODE D'EMPLOI. DOSES. — Décoction de 30 gr. d'écorce concassée pour 1 litre d'eau.

MELIA AZADIRACHTA L. — Plante de la famille des Méliacées.

SYN. — *Margosa.*

HABITAT. — Inde, Ceylan, Malaisie.

PART. EMPL. — Écorce de la tige, feuilles.

COMP. CHIM. — Cornish a isolé un alcaloïde amer, appelé *Margosine,* et une résine active, $C^{36}H^{50}O^{11}$.

Warden a trouvé dans la graine un alcaloïde et deux résines.

PROPR. THÉR. — L'écorce de la tige est employée dans l'Inde comme tonique et antipériodique.

Les feuilles sont stimulantes et employées sous forme de cataplasmes contre les ulcères indolents.

Les graines sont antipériodiques et antidiarrhéiques.

MODE D'EMPLOI. DOSES. — Décoction (60 gr. pour 1 litre d'eau), à la dose de 60 grammes de liquide toutes les deux heures. Teinture 1/5, à la dose de 2 à 6 grammes.

MELIA AZEDARACH L. — Plante de la famille des Méliacées.

SYN. — *Lilas des Indes, Patenôtre, Faux Sycomore, Arbre saint, Paraiso, Arbre à chapelets, Laurier grec.*

HABITAT. — La Réunion, Inde, Indo-Chine, Madagascar, Antilles, Guyane, Paraguay.

PART. EMPL. — Écorce de la racine, feuilles.

COMP. CHIM. — M. H. Bocquillon a isolé un alcaloïde, la *Paraisine*, soluble dans l'éther de pétrole, la benzine, le chloroforme.

PROPR. THÉR. — L'écorce de la racine est très efficace dans les fièvres intermittentes; on l'administre avec succès dans les fièvres graves et les dysenteries. A haute dose, elle provoque de la diarrhée, des vomissements et même de la syncopie.

La racine est encore employée dans la gangrène et le scorbut; à l'extérieur, on l'emploie dans les affections fongueuses et les rhumatismes.

Aux États-Unis, elle est inscrite à la pharmacopée officielle et est usitée comme vermifuge et anthelminthique.

L'écorce est tonique et stimulante.

Les feuilles sont usitées à l'extérieur comme détergent et parasiticide.

MODE D'EMPLOI. DOSES. — Teinture 1/5, de 2 à 8 grammes par jour toutes les deux heures, avant les accès. Décoction, de 15 à 30 grammes, toutes les deux heures. Poudre, 0^{gr},50 trois fois par jour.

MENTZELIA HISPIDA Willd. — Plante de la famille des Loasacées.

SYN. — *Pegarropa*.

HABITAT. — Mexique.

Part. empl. — Racine.

Comp. chim. — Contient : essence, acide organique, résine acide, et un alcaloïde.

Propr. thér. — Cette racine a été employée contre la syphilis.

Les docteurs Altamirano, Ciceron et Martinez de Campo ont expérimenté cette drogue à l'hôpital Saint-André dans de nombreux cas de syphilis, et ont observé une action purgative et remarqué une amélioration considérable de la syphilis.

Le docteur Bulman a constaté que, grâce à l'action purgative et sudorifique de la racine, la syphilis était améliorée et que le malade était en meilleure réceptibilité de la médication iodurée ou mercurielle qui achevait la guérison.

Mode d'emploi. Doses. — Décoction de 25 gr. de racine pulvérisée pour 300 grammes d'eau.

MESPILODAPHNE PRETIOSA Nees. — Plante de la famille des Lauracées.

Syn. — *Perciora, Casca pretiosa.*

Habitat. — Brésil.

Part. empl. — Écorce de la tige.

Propr. thér. — Le Perciora est estimé au Brésil comme excitant. On l'emploie contre le surmenage nerveux, la leucorrhée, l'œdème des membres inférieurs, le catarrhe chronique.

Mode d'emploi. Doses. — Infusion à la dose de

30 grammes pour 1 litre d'eau, à prendre par doses de 100 grammes en vingt-quatre heures.

MICROSECHIUM HELLIER Coon. — Plante de la famille des Cucurbitacées.

SYN. — *Chichicamole.*

HABITAT. — Mexique.

PART. EMPL. — Rhizome.

COMP. CHIM. — Cette plante contient une résine acide, une résine neutre, saponine, dextrine.

PROPR. THÉR. — La racine possède des propriétés laxatives et purgatives, et en même temps diurétiques. De sorte que cette plante a été expérimentée dans les hôpitaux de Mexico dans les cas d'insuffisance rénale et dans les cardiopathies, qui étaient soulagées par une purgation et une diurèse allant ensemble.

MODE D'EMPLOI. DOSES. — Teinture 1/5, à la dose de 3 grammes. Extrait hydro-alcoolique, à la dose de 25 centigrammes à 1^{gr},50. Décoction, à la dose de 10 grammes pour 500 grammes d'eau.

MIKANIA GUACO H. B. — Plante de la famille des Composées; tribu des Eupatoriées.

SYN. — *Guaco, Plante de l'Étoile.*

HABITAT. — Amérique du Sud, Guyane, Porto-Rico.

PART. EMPL. — La plante entière.

Propr. thér.—Employée contre la morsure des serpents, les fièvres intermittentes, les rhumatismes, la goutte, la rage, la syphilis et le choléra.

Mode d'emploi. Doses. — Extrait fluide, de 1 à 3 grammes. Infusion, 20 grammes de plante pour 1 litre d'eau. Teinture 1/5, de 2 à 4 grammes. Teinture éthérée, pour usage externe.

MONSONIA OVATA Cav. — Plante de la famille des Géraniacées.

Syn. — *Geita.*

Habitat. — Afrique du Sud.

Part. empl. — Les feuilles.

Propr. thér. — Le Monsonia jouit depuis longtemps d'une grande estime auprès des indigènes et des colons de l'Afrique du Sud, à cause de ses propriétés calmantes et astringentes.

D'après M. A. Smith, cette plante est employée dans la dysenterie, la diarrhée chronique, la morsure des serpents, le charbon, les affections respiratoires.

M. I. Maberly considère cette drogue comme le véritable spécifique et par conséquent l'un des médicaments les plus actifs contre la dysenterie aiguë et chronique; elle serait, par contre, sans action contre la diarrhée simple.

Mode d'emploi. Doses. — Teinture 1/8, à la dose de 10 à 15 grammes, à répéter toutes les cinq heures.

MONTAGNOA TOMENTOSA D. Cerv. — Plante de la famille des Composées.

Syn. — *Zoapatle.*

Habitat. — Mexique.

Part. empl. — La plante.

Comp. chim. — Le docteur Armendanz a isolé un acide spécial, l'*acide montagnoïque;* le professeur Rio de la Loza a isolé un alcaloïde.

Propr. thér. — Cette plante est utilisée contre l'hydropisie et les affections utérines, contre lesquelles elle a un remarquable effet.

Le docteur M. Rodriguez a mentionné des résultats obtenus dans l'inertie de la matrice accompagnée d'hémorragies après accouchements.

Le docteur Reza a, dans sa clinique de gynécologie, employé avec le plus grand succès cette plante, et a observé qu'elle provoquait la rétraction seulement des fibres utérines.

Le docteur Mendez, dans un grand nombre de cas, a fait usage de la drogue contre l'infection puerpérale et a observé l'écoulement de lochies abondantes et sanguinolentes.

Le docteur Altamirano déclare que ce produit a tous les avantages du seigle ergoté sans avoir à craindre les accidents toxiques de ce dernier.

Mode d'emploi. Doses. — Extrait fluide, à la dose de 2 grammes, que l'on répète plusieurs fois suivant les circonstances. Infusion de 4 gr.

de poudre dans 200 grammes d'eau, à prendre dans l'espace de huit heures.

MORINGA PTERYGOSPERMA Gærtn. — Plante de la famille des Capparidées.

Syn. — *Mourougne, Ben ailé, Noix de ben.*

Habitat. — Inde, la Réunion, Sénégal, Guadeloupe.

Part. empl. — Racine, huile de graines.

Comp. chim. — M. H. Bocquillon a fait l'analyse de la racine de Moringa; il a trouvé un alcaloïde en très petite quantité, huile essentielle, résine, tanin 1,5 0/0, suber 10 0/0, cendres 17 0/0.

Propr. thér. — Les racines fraîches sont rubéfiantes.

La teinture de racine de Moringa fut essayée par Henri Sachan comme diurétique, à la dose de 10 gouttes jusqu'à 3gr,75 toutes les trois heures, et les résultats obtenus furent encourageants. L'ascite et l'anasarque, de cause rénale aussi bien que de cause cardiaque et malarique, disparaissaient rapidement. L'effet diurétique de la teinture se manifeste le jour même de l'institution du traitement et persiste quelque temps après la cessation du remède; sous ce rapport, le Moringa est bien supérieur à la digitale et à la nitroglycérine : pas de phénomènes secondaires fâcheux; la teinture n'est pas caustique.

En plus de son action diurétique, le Moringa relève aussi l'appétit.

Mode d'emploi. Doses. — Teinture 1/5, de 50 centigrammes à 4 grammes.

MORRHENIA BRACHYSTEPHANA Gr. — Plante de la famille des Asclépiadacées.

Syn. — *Tâsi.*

Habitat. — République Argentine, Brésil.

Part. empl. — Racine.

Comp. chim. — Arata a isolé un alcaloïde, la *Morrhénine*.

Propr. thér. — L'écorce de Tâsi jouit en République Argentine du renom d'un excellent galactagogue; d'après les observations de P. Arata, ces propriétés seraient pleinement confirmées, et la plante mériterait cette renommée.

Néanmoins son usage cause un léger malaise, une sensation de stupeur et une transpiration assez abondante.

Mode d'emploi. Doses. — Infusion de 30 gr. de racine concassée dans 1 litre d'eau, à prendre en vingt-quatre heures.

MUSSAENDA LANDIA Lam. — Plante de la famille des Rubiacées.

Syn. — *Quinquina de l'île de la Réunion. Quinquina indigène.*

HABITAT. — La Réunion, Madagascar.

PART. EMPL. — Écorce de la tige.

PROPR. THÉR. — Cette plante est employée comme succédané du Quinquina contre les fièvres intermittentes; c'est un remède très populaire à l'île de la Réunion.

Usitée comme antidiarrhéique.

MODE D'EMPLOI. — On en prépare une décoction de 45 grammes d'écorce concassée dans 1 litre d'eau, à prendre en vingt-quatre heures.

NAREGAMIA ALATA Wight et Arn. — Plante de la famille des Méliacées.

HABITAT. — Inde.

PART. EMPL. — Racine.

COMP. CHIM. — David Hooper a extrait un alcaloïde, la *Narégamine*, assez voisin de l'émétine. La racine contient en outre une huile fixe, de la cire, de la gomme, de l'asparagine.

PROPR. THÉR. — Le docteur Bidie a employé avec succès la poudre de Naregamia, prise à l'intérieur avec un peu d'opium.

La racine est l'ipéca des Hindous, employée comme émétique et contre les rhumatismes, et comme cholagogue sous forme de décoction ou d'infusion.

A petite dose, c'est un expectorant utile dans les affections catarrhales et la bronchite des enfants.

Le suc de la plante, mélangé à de l'huile, est employé en applications contre le psoriasis.

Mode d'emploi. Doses. — Poudre de racine, à la dose de 2ᵍʳ,50 comme émétique, de 1ᵍʳ,20 avec 15 gouttes de teinture d'opium comme antidysentérique. Teinture 1/5, de 1 à 5 grammes.

NAUCLEA INERMIS H. B. — Plante de la famille des Rubiacées.

Syn. — *Josse, Khoss.*

Habitat. — Sénégal.

Part. empl. — Écorce de la tige, feuilles.

Propr. thér. — Au Sénégal, on emploie l'écorce et les feuilles de cette plante comme fébrifuge et comme remède certain contre les douleurs. Son amertume est très forte. On l'emploie contre les fièvres intermittentes et endémiques et les douleurs intestinales.

Mode d'emploi. — Décoction de 45 grammes d'écorce ou infusion de 60 grammes de feuilles dans 1 litre d'eau, à prendre en vingt-quatre heures.

NECTANDRA PICHURI L. — Plante de la famille des Lauracées.

Habitat. — Guyane.

Part. empl. — Graine.

Propr. thér. — La graine, dont la saveur est intermédiaire entre celle du sassafras et la noix de muscade, est stimulante, tonique et astringente. On l'emploie comme condiment et comme médicament dans les indigestions et les diarrhées.

NECTANDRA RODICEI L. — Plante de la famille des Lauracées.

Syn. — *Bibiru, Bebeeru*.

Habitat. — Pérou, Vénézuéla.

Part. empl. — Écorce de la tige.

Comp. chim. — Maclagan a extrait deux alcaloïdes, la *Bibirine* ($C^{18}H^{21}AzO^3$) et la *Nectandrine* ($C^{20}H^{23}AzO^4$).

Propr. thér. — On l'emploie contre les migraines, les névralgies périodiques et les ménorragies. L'alcaloïde est usité contre les fièvres intermittentes, dans les cas où la quinine ne peut être supportée.

Mode d'emploi. Doses. — Poudre d'écorce, de 1 à 3 grammes. Décoction et vin, même préparation et même dose que pour le quinquina. Bibirine, de 5 à 50 centigrammes, en pilules ou en solution.

OCHROSIA BORBONICA Juss. — Plante de la famille des Apocynacées.

Syn. — *Bois jaune, Quinquina du pays*.

Habitat. — La Réunion, Cochinchine.

Part. empl. — Tiges, bois, feuilles.

Comp. chim. — Barquisseau a analysé la racine et a trouvé une résine et un principe assez soluble dans l'eau. Boissard a retiré de l'écorce une substance blanche cristallisée. M. H. Bocquillon a retiré un alcaloïde, l'*Ochrosine,* soluble dans l'éther, le chloroforme, l'aldéhyde et l'acétone, peu soluble dans l'alcool et insoluble dans l'eau. Les solutions éthérée et chloroformique sont fluorescentes.

Propr. thér. — L'*Ochrosia borbonica* a une grande vogue à la Réunion, Maurice et Mascareignes comme fébrifuge et est appelé *Quinquina du pays.*

Les docteurs Carrieu et Barquisseau ont observé que ce médicament n'est pas toxique même aux doses élevées; il agit dans la fièvre intermittente avec efficacité.

En Cochinchine, on l'emploie comme fébrifuge et digestif.

Les feuilles sont aussi employées comme fébrifuges et toniques.

Mode d'emploi. Doses. — On le prescrit en décoction ou infusion de 30 grammes d'écorce pour 1 litre d'eau ou de vin. La teinture 1/5 s'emploie à la dose de 5 à 10 grammes. L'extrait hydro-alcoolique se prescrit en pilules de 10 centigrammes d'extrait, à la dose de 2 à 10 par jour.

OPHIOXYLON SERPENTINUM L. — Plante de la famille des Apocynacées.

SYN. — *Bois de couleuvre, Racine de serpent.*

HABITAT. — Inde, Java.

PART. EMPL. — Racine.

COMP. CHIM. — Wefers-Bettinck d'Utrecht a trouvé une substance jaune cristallisée, l'*Ophioxyline,* tanin, résine, essence.

PROPR. THÉR. — La racine est employée comme alexitère contre la morsure des serpents, son usage fréquent lui a fait donner le nom de *Racine de serpent;* les indigènes l'utilisent contre la morsure des scorpions.

Horsfield l'apprécie dans les affections intestinales et fébriles, le choléra et la dysenterie; on en fait un grand usage comme amer, fébrifuge, fortifiant et en même temps purgatif.

Dymock dit qu'il est donné à Java comme anti-helminthique; il a la réputation d'augmenter les contractions utérines et de faciliter les accouchements.

A l'extérieur, le suc est appliqué sur les taies de la cornée, et la décoction de la racine est employée en lotions comme antipsorique.

ORTHOSIPHON STAMINEUS Benth. — Plante de la famille des Labiées.

SYN. — *Thé de Java.*

HABITAT. — Java.

PART. EMPL. — Feuilles.

COMP. CHIM. — M. Périnelle a isolé un glucoside.

PROPR. THÉR. — Les feuilles donnent d'excellents résultats dans les affections de la vessie; on l'emploie principalement comme lithontriptique contre la pierre et la cystite calculeuse.

MODE D'EMPLOI. DOSES. — Infusion, 5 grammes par litre d'eau. Poudre, de 2 à 5 grammes. Extrait, à la dose de 40 centigrammes, de deux à quatre fois par jour. .

PALICOUREA DENSIFLORA Mart. — Plante de la famille des Rubiacées.

SYN. — *Coto.*

HABITAT. — Bolivie.

PART. EMPL. — Écorce de tige et racine.

COMP. CHIM. — Contient plusieurs alcaloïdes, la *Cotoïne,* la *Paracotoïne* et un alcaloïde volatil. On a obtenu un alcaloïde artificiel, la *Fortoïne,* en faisant agir l'aldéhyde formique sur la Cotoïne.

PROPR. THÉR. — Le docteur Dujardin-Beaumetz a employé l'écorce et la Cotoïne contre les diarrhées rebelles, le rhumatisme, la goutte, les sueurs nocturnes des phtisiques.

Le docteur Huchard préfère la *Paracotoïne,* qui jouit des mêmes propriétés, mais moins énergiques.

Le docteur Overlach a étudié l'action thérapeutique de la Fortoïne (formaldéhyde-cotoïne) dans plus de 160 cas de diarrhées des phtisiques, entérite catarrhale, diarrhée des aliénés, ulcérations intestinales.

Le docteur Albertoni préconise la *Fortoïne* contre la diarrhée infantile.

MODE D'EMPLOI. DOSES. — Poudre, à la dose de 25 centigrammes en paquets ou cachets. Teinture 1/5, de 10 à 60 gouttes. Cotoïne, de 30 à 40 centigrammes dans 120 grammes d'eau additionnée de 1 gramme de bicarbonate de soude et de 20 grammes de glycérine. Paracotoïne, de 10 à 20 centigrammes. Fortoïne, 0,50 en solution légèrement alcoolisée. Cachets de 0,25, à la dose de trois à six par jour.

PANDANUS ODORATISSIMUS L. — Plante de la famille des Pandanées.

SYN. — *Vaquois odorant.*

HABITAT. — Inde.

PART. EMPL. — Écorce, racine, fleurs.

PROPR. THÉR. — Les médecins hindous emploient la décoction d'écorce de Pandanus à l'intérieur comme boisson, et à l'extérieur en lotions contre la variole et le choléra, qui sont deux fléaux de l'Inde.

Le Pandanus jouit de propriétés antiseptiques incomparables, populaires comme jadis la sauge et l'eucalyptus.

La racine est employée en infusion contre les fièvres intermittentes et les hydropisies consécutives à ces fièvres; on les emploie aussi comme vulnéraires, astringentes, pour combattre la dyspepsie, l'aphonie et l'hydropisie atonique.

Les fleurs sont employées comme fébrifuges, dépuratives, pectorales, vulnéraires, sudorifiques, apéritives et antidysentériques. L'huile extraite des fleurs est très efficace contre les affections cutanées et réussit dans les maladies de peau les plus résistantes.

Les spadices sont usitées par les Hindous comme antispasmodiques et emménagogues. Le suc de ces spadices est administré dans le diabète avec beaucoup de succès.

L'écorce a une action spéciale sur le sang; elle augmente la matière colorante, rend le sang plus plastique et convient très bien à l'anémie et aux hydropisies passives.

Mode d'emploi. Doses. — Décoction d'écorce, feuilles et racines pulvérisées, à la dose de 60 gr. pour 1 litre d'eau.

PANGIUM EDULE Reinw. — Plante de la famille des Bixacées.

Habitat. — Java, Moluques, Archipel indien.

Part. empl. — Feuilles, tiges, graines.

Propr. thér. — Elle jouit, d'après M. Remy Chatel, de propriétés narcotiques puissantes, affectant le système cérébro-spinal. Une simple macération dans l'eau froide enlève à la plante ses propriétés toxiques, et ce fait est mis en pratique par les indigènes pour étourdir ou tuer les poissons dont ils veulent s'emparer; ils jettent à cet effet des écorces ou des feuilles de Pangium dans les cours d'eau.

Les graines peuvent servir à l'alimentation; mais il faut avoir soin de les laisser en macération dans l'eau, pendant quelques heures, avant d'en faire usage, après quoi elles deviennent inoffensives.

Les différentes parties de la plante sont administrées, à Java, comme anthelminthiques, et le suc des feuilles donne de bons résultats dans le traitement des plaies chroniques.

PARAMERIA VULNERARIA Rad. — Plante de la famille des Apocynacées.

SYN. — *Tagulaway.*

HABITAT. — Iles Philippines.

PART. EMPL. — Écorce de la tige.

PROPR. THÉR. — Avec l'écorce, les indigènes préparent un topique très estimé pour la guérison des plaies. Tandis que les Apocynacées sécrètent des sucs si âcres et si vénéneux, cet arbre sécréterait un principe favorable.

Pour obtenir un baume vulnéraire, on épuise par ébullition dans de l'huile de coco la drogue réduite en petits fragments; cette écorce contient une quantité notable de résine et de caoutchouc qui se dissolvent dans l'huile chaude et donnent à celle-ci son efficacité comme remède curateur et protecteur des plaies.

PARTHENIUM HYSTEROPHORUS L. — Plante de la famille des Composées.

SYN. — *Herbe à pian, Camomille du pays, Herbe blanche, Absinthe bâtarde, Absinthe marronne, Camomille de Bourbon, Petit verdier*.

HABITAT. — La Réunion, Guadeloupe, Martinique, Amérique du Sud.

PART. EMPL. — Plante entière.

COMP. CHIM. — Toward a isolé un alcaloïde, qu'il a nommé *Parthénine*.

PROPR. THÉR. — La plante est employée en application locale contre les aphtes, les plaques muqueuses, les affections syphilitiques, les ulcères fongueux, les tumeurs blanches.

D'après le docteur Ulrici, l'alcaloïde est antipyrétique, analgésique et fébrifuge; la Parthénine est toxique à haute dose. Le docteur Ulrici l'a employée avec succès dans le traitement des névralgies faciales, des fièvres intermittentes, quand la quinine avait échoué.

Le docteur Benoît l'a recommandée comme analgésique dans les douleurs rhumatismales.

MODE D'EMPLOI. DOSES. — Parthénine en paquets ou cachets, à la dose de 1 gramme par jour. Extrait fluide à la dose de 15 grammes par jour.

PEDALIUM MUREX L. — Plante de la famille des Pédaliacées.

Syn. — *Barra-Gokru.*

Habitat. — Inde.

Part. empl. — Feuilles, fruits, graines.

Propr. thér. — Les feuilles en macération dans l'eau donnent un mucilage, qui est un remède populaire en très grande faveur dans l'Inde, sous forme de boisson contre la blennorragie, la dysurie, et certains médecins anglais disent en avoir retiré de bons effets.

Les fruits, sous forme de décoction, passent pour jouir des mêmes propriétés et sont usités surtout par les indigènes.

Les graines en décoction sont administrées contre la blennorragie. Elles sont diurétiques et employées contre l'hydropisie.

On a introduit récemment cette plante en Europe, où on l'a prescrite pour combattre les pollutions nocturnes, l'incontinence d'urine et l'impuissance.

Mode d'emploi. Doses. — Infusion de 30 gr. de fruits dans 500 grammes d'eau bouillante, qui doit être prise dans la journée. Macération de 30 grammes de feuilles dans 500 grammes d'eau froide pendant douze heures.

PEGANUM HARMALA L. — Plante de la famille des Rutacées-Zygophyllées.

Syn. — *Armel.*

Habitat. — Égypte.

Part. empl. — Graines.

Comp. chim. — Contient, d'après Gobel, deux alcaloïdes, l'*Harmaline*, $C^{13}H^{14}Az^2O$, et l'*Harmine*, $C^{13}H^{12}Az^2O$.

Propr. thér. — Les graines sont employées comme sudorifiques, anthelminthiques, emménagogues. On en fait usage contre l'aménorrhée. La plante a une odeur forte et désagréable, un goût amer et résineux persistant.

Mode d'emploi. Doses. — Teinture 1/5, à la dose de 30 gouttes.

PEREZIA ADNATA Gray. — Plante de la famille des Composées.

Syn. — *Pipitzahoac.*

Habitat. — Mexique.

Part. empl. — Racine.

Comp. chim. — Le professeur F. Rio de la Loza a analysé cette racine et a isolé le principe actif, l'*acide pipitzahoïque*, $C^{30}H^{22}C^6$, cristaux en aiguilles à quatre faces terminées en biseau, de couleur jaune rosée; fond à 75°, se sublime en partie. Insoluble dans l'eau, soluble dans l'alcool, l'éther, l'éther de pétrole; forme avec les alcalis des sels de couleur caractéristique, violette fanée. Mylius et Wild disent que cet acide est une quinone qu'ils nomment *Perezone*.

PROPR. THÉR. — Le professeur F. Altamirano a étudié spécialement cette racine. Prise à la dose de 5 0/0 en décoction, ou de 3 à 5 grammes en poudre, elle produit sur l'homme de six à huit évacuations abondantes. Elle excite fortement les fibres intestinales, sans congestionner les vaisseaux du rectum. L'action purgative commence deux heures après l'ingestion.

On peut également l'employer comme dérivatif au lieu d'aloès, sur lequel il offre l'avantage de ne pas produire ou exacerber les hémorroïdes.

Il est indiqué également dans les engorgements intestinaux des vieillards.

Le professeur Altamirano prescrit aussi l'acide pipitzahoïque, à la dose de 0,20 à 0,30 comme purgatif; cet acide est moins énergique que la racine et convient très bien pour les cas de constipation avec hémorroïdes et contre l'atonie de l'intestin.

MODE D'EMPLOI. DOSES. — Poudre de racine, en cachets de 25 centigrammes, à la dose de quatre à six par jour. Acide pipitzahoïque, en pilules de 10 centigrammes, à la dose de deux à trois comme purgatif.

PETIVERIA ALLIACEA L. — Plante de la famille des Phytolaccacées.

Syn. — *Herbe aux poules, Racine du Congo, Envers, Pipi, Verveine puante.*

Habitat. — Congo, Guinée, Brésil, Guadeloupe, Martinique.

Part. empl. — Racines, feuilles.

Propr. thér. — Les feuilles sont diurétiques, sudorifiques, antispasmodiques, employées dans l'ischurie, l'hystérie, l'hydropisie et la fièvre jaune.

Aux Antilles, les racines sont usitées comme diurétiques et odontalgiques.

A Porto-Rico, on la donne aux nouvelles accouchées pour prévenir les accidents des suites de couches.

Mode d'emploi. Doses. — Décoction, 30 grammes pour 1 litre d'eau, à prendre tous les quarts d'heure par verrées.

PETIVERIA TETRANDRA L. — Plante de la famille des Phytolaccacées.

Syn. — *Pepe guine.*

Habitat. — Brésil.

Part. empl. — Racines.

Propr. thér. — Stimulant dans la paralysie, sudorifique et alexitère.

Mode d'emploi. — Bains. Teinture, en frictions comme stimulant et même rubéfiant.

PHARBITIS CATHARTICA Chois. — Plante de la famille des Convolvulacées.

SYN. — *Graine noire*, *Kaladana*.

HABITAT. — Inde.

PART. EMPL. — Graines.

COMP. CHIM. — Contient une résine, la *Pharbitisine*.

PROPR. THÉR. — Cathartique efficace et sans inconvénients, présente les propriétés du Jalap, mais est moins actif.

MODE D'EMPLOI. DOSES. — Poudre de graines, à la dose de 2 à 3 grammes. Résine, à la dose de 30 à 50 centigrammes.

PHRYNIUM BEAUMETZII Heck. — Plante de la famille des Amomacées.

SYN. — *Dadi-Gogo*.

HABITAT. — Sénégal.

PART. EMPL. — Rhizome.

PROPR. THÉR. — Le rhizome est vanté par les nègres pour l'expulsion du ténia inerme. D'après Corre, qui a étudié le premier la plante, les indigènes du Sénégal écrasent le rhizome, le traitent par l'eau bouillante, boivent l'infusion avec les débris de la plante, puis se mettent à danser pour faire descendre le remède.

Dans le Rio-Dubreka, on emploie la macération.

Dans la Mellacorée, on emploie la décoction.

D'après Corre et Sambuc, qui ont expérimenté ce produit aux colonies, il agit très efficacement sur place, et 80 grammes de poudre traités par 500 grammes d'eau amènent l'expulsion du ténia.

En Europe, probablement à cause de la dessiccation du rhizome, on n'obtient aucun résultat appréciable.

MODE D'EMPLOI. DOSE. — Décoction de 80 gr. de rhizome concassé dans 500 grammes d'eau, à prendre en quatre fois.

PHYLLANTHUS NINURI L. — Plante de la famille des Euphorbiacées.

SYN. — *Quinine créole, Yerba de quinino, Petit tamarin blanc.*

HABITAT. — Porto-Rico, la Réunion, Cochinchine, Inde, Guadeloupe.

COMP. CHIM. — Ottow a retiré un corps cristallisé amer, la *Phyllanthine*, formule $C^{30}H^{37}O^8$, qui aurait une action toxique sur les poissons.

M. H. Bocquillon n'a pas trouvé d'alcaloïde, mais il a constaté la présence d'une petite quantité de glucoside. Poids de cendres, 4 0/0.

PROPR. THÉR. — Excellent tonique amer, diurétique et désobstruant. Très réputé comme spécifique des fièvres intermittentes et que l'on peut employer même comme préventif.

Le suc est usité contre les plaies de mauvaise nature et les maladies parasitaires de la peau.

A doses répétées, il est purgatif et convient alors contre les fièvres intermittentes à forme splénique et hépatique.

A Porto-Rico, le Phyllanthus est employé contre la constipation, l'hydropisie et l'ictère.

Ainslie dit qu'on en fait usage dans l'Inde comme laxatif et diurétique, qu'on l'emploie avec succès contre la dysenterie à l'intérieur et à l'extérieur contre les maladies de peau.

MODE D'EMPLOI. DOSES. — Poudre, à la dose de 4 grammes. Teinture 1/5, à la dose de 8 grammes, le matin. Décoction, 5 grammes dans 250 gr. d'eau.

PHYTOLACCA DECANDRA L. — Plante de la famille des Phytolaccacées.

SYN. — *Ombu, Mechoacan du Canada, Agouman, Raisin d'Amérique, Herbe à la Toque, Vigne de Judée, Laque, Vermillon plante, Morelle à grappes.*

HABITAT. — Paraguay, Canada, Guyane, Guadeloupe, la Réunion.

PART. EMPL. — Racine.

COMP. CHIM. — M. H. Bocquillon a fait l'analyse de la racine de la plante et a trouvé : poids de cendres 14,5 0/0. Il a isolé un alcaloïde cristallisé, qu'il a appelé *Ombuine* et qui est soluble dans la benzine, le chloroforme, l'alcool et l'eau.

PROPR. THÉR. — La racine est vomitive, purgative et un peu narcotique; les vomissements dus à cette racine ont lieu sans douleurs ni spasmes. Elle est altérante, résolutive, désobstruante, antisyphilitique et antiscorbutique.

A l'extérieur, on l'emploie en pommade contre le sycosis et le favus.

Le docteur O'Daniel l'a employé à l'intérieur dans le traitement de l'orchite.

Le *Phytolaccin*, remède américain obtenu par la précipitation par l'eau de la teinture, jouit de propriétés cholagogues.

Les fruits et leur suc sont un purgatif drastique très violent.

MODE D'EMPLOI. DOSES. — Poudre de racine comme émétique, à la dose de 60 centigrammes à 2 grammes, comme altérant de 5 à 30 centigrammes. Extrait fluide, de 10 à 30 gouttes toutes les trois ou quatre heures. Phytolaccin, de 6 à 25 centigrammes.

PICRAMNIA ANTIDESMA Sw. — Plante de la famille des Rutacées.

SYN. — *Cascara amarga, Ecorce de Honduras.*

HABITAT. — Mexique, Amérique centrale.

PART. EMPL. — Écorce de la tige.

COMP. CHIM. — La plante renferme un alcaloïde, la *Picramnine,* soluble dans le chloroforme, peu soluble dans l'éther et la benzine, insoluble dans les acides et les alcalis ; il forme des sels solubles seulement dans l'eau.

PROPR. THÉR. — Le docteur Frohling de Mexico emploie la Cascara amarga comme altérant, dans la tuberculose syphilitique.

L'extrait fluide est donné dans la syphilis secondaire, chez l'adulte. Les phénomènes disparaissent assez vite, et l'action tonique du médicament est remarquable.

Le docteur Frohling a vu dans un cas d'iritis spécifique une amélioration manifeste survenir au bout de trois jours.

MODE D'EMPLOI. DOSES. — Extrait fluide, de 40 à 50 gouttes à l'intérieur.

PIPER METHYSTICUM Forst. — Plante de la famille des Pipéracées.

SYN. — *Kava*.

HABITAT. — Nouvelle-Calédonie, Tahiti.

PART. EMPL. — Racines.

COMP. CHIM. — Gobley a isolé deux substances cristallisables, la *Kavaine* et la *Jankonine,* et deux résines.

PROPR. THÉR. — Stimulant tonique, employé avec succès contre la gonorrhée et les flux muqueux. L'action sédative du Kava dans la blennorragie aiguë est probablement due à sa propriété anesthésiante. C'est à la même propriété qu'il faut attribuer les succès obtenus par le docteur

Chéron dans le traitement de la cystite du col de la vessie, qui se produit chez les femmes atteintes d'affections utérines.

Il est diurétique et sudorifique.

La résine extraite des racines serait, d'après Levin, un anesthésique aussi puissant que la cocaïne.

On prépare aussi une boisson enivrante très usitée chez les indigènes.

MODE D'EMPLOI. DOSES. — Mixture : Extrait fluide de Kava, 20 grammes; glycérine, 60 gr.; à prendre une cuillerée à café dans un verre d'eau après chaque repas. Extrait fluide, à la dose de 1 à 3 grammes. Extrait mou, de 1 à 2 grammes en pilules.

PIQUERIA TRINERVIA Cav. — Plante de la famille des Composées.

SYN. — *Tabardillo, Herbe de Saint-Nicolas.*

HABITAT. — Mexique.

PART. EMPL. — La plante entière.

COMP. CHIM. — Le professeur Rio de la Loza a trouvé une essence, tanin, résine et un alcaloïde, la *Piquerine,* corps blanc, soluble dans l'alcool, l'éther, l'éther de pétrole et le chloroforme.

PROPR. THÉR. — Cette plante jouit de la réputation populaire de combattre le typhus.

Le docteur J. Terres a expérimenté ce produit et a trouvé une action efficace contre les fièvres intermittentes; il a vu, grâce à son emploi, la diminution de la gravité des accès et de leur fréquence, en provoquant parfois de légers vomissements.

Dans le typhus, le docteur J. Terres a expérimenté la plante et a remarqué : abaissement de température et grande amélioration rapide, en l'employant à haute dose.

MODE D'EMPLOI. DOSES. — Extrait fluide, à la dose de 50 grammes par jour contre le paludisme, et de 100 grammes par jour contre le typhus. Décoction, aux mêmes doses.

PISCIDIA ERYTHRINA L. — Plante de la famille des Légumineuses ; tribu des Dalbergiées.

SYN. — *Jamaica Dogwood, Bois de Chien, Bois enivrant de la Jamaïque, Mort à poissons.*

HABITAT. — Inde, Jamaïque, Guadeloupe, Martinique.

PART. EMPL. — Écorce de la racine.

COMP. CHIM. — Edv. Hart en Amérique et MM. Bruel et Tanret en France ont isolé de l'écorce de Piscidia un alcaloïde donnant des sels cristallisables et auquel ils ont donné le nom de *Piscidine.* Formule, d'après Hart : $C^{29}H^{24}O^8$.

M. Carette a repris l'étude chimique et a décrit une ammoniaque composée, une résine jaune, une substance térébenthineuse, une fécule.

M. H. Bocquillon a fait l'analyse de l'écorce de racine de Piscidia ; il a trouvé de la résine, du tanin, un glucoside analogue à la saponine, pas d'alcaloïde, pas d'ammoniaque composée.

Une si grande divergence d'analyses entre les divers auteurs est due à ce que, sous le nom de *Piscidia erythrina*, il est parvenu en Europe de l'*Erythrina corallodendron* (voir cette drogue, p. 118); d'autre part, certaines écorces de Piscidia erythrina, inactives au point de vue thérapeutique, n'ont pas la même composition.

Propr. thér. — Le docteur Landowski a reconnu à cette plante les propriétés sédatives et soporifiques signalées par le professeur Ott et le docteur Hamilton.

Le docteur Hutchinson de Glascow a employé avec succès l'extrait fluide, dans les cas de phtisie, bronchite des mineurs, catarrhe sec, névralgie faciale, insomnie, sciatique et coqueluche. Il est sédatif dans les névralgies, les migraines et la manie.

Le docteur Huchard l'a prescrit contre les névralgies et contre les douleurs de l'utérus en l'associant au *Viburnum prunifolium*.

Le docteur Dujardin-Beaumetz a étudié cette substance au point de vue clinique et a eu des résultats remarquables dans les névralgies lombo-abdominales.

M. le docteur Legoy[1] a relaté plus de seize cas

---

[1] Legoy, Thèse inaugurale, Paris, 1884, nᵒ 4.

dans lesquels le Piscidia erythrina avait produit de bons effets, et principalement hystérie à forme gastrique, alcoolisme chronique, bronchite chronique, gastralgie, névralgies de diverses formes, sciatiques. Il insiste sur les bons effets, surtout dans la cirrhose, le delirium tremens, l'alcoolisme et la manie, dans lesquels toute médication hypnotique échoue.

Le docteur Legoy recommande de faire usage du Piscidia de la Jamaïque, ayant observé que la drogue d'autres provenances n'est pas aussi active ou même est inutile.

Mode d'emploi. Doses. — Extrait fluide à poids pour poids, 60 gouttes jusqu'à 6 grammes par jour. Décoction d'écorce, 4 grammes. Teinture, de 2 à 3 grammes par jour. Sirop, contenant 1 gr. d'extrait par cuillerée, à la dose de une à trois cuillerées par jour.

PLANTAGO HISPIDULA Rz et P. — Plante de la famille des Plantaginées.

Habitat. — Inde.

Part. empl. — Graines.

Propr. thér. — La drogue, assez semblable aux graines de Psyllum, est mucilagineuse.

On s'en sert comme antidiarrhéique. Employée contre les rhumes et la toux. Les Chinois s'en servent comme analeptique.

Mode d'emploi. Doses. — Poudre de semences, à la dose de 10 grammes.

PLUMBAGO PULCHELLA Boiss. — Plante de la famille des Plombaginées.

Syn. — *Panete.*

Habitat. — Mexique.

Part. empl. — Feuilles.

Comp. chim. — Matière colorante rose, résine blonde, résine noire et une substance neutre, la *Plombagine,* cristaux jaunes, solubles dans l'eau froide.

Propr. thér. — Les feuilles de cette plante sont caustiques, elles sont employées comme odontalgique et comme modificateur des ulcères putrides et cancéreux. A petites doses, on en fait usage comme antipériodique et comme diaphorétique.

Le docteur Soriano a préparé avec cette plante un extrait à l'éther de pétrole, et a obtenu d'excellents effets comme odontalgique.

On l'emploie aussi en usage externe comme révulsif, pour combattre les rhumatismes anciens, pour réduire les ulcères.

Mode d'emploi. — Usage externe : Teinture 1/5. Extrait à l'éther de pétrole. Extrait alcoolique.

PLUMBAGO ZEYLANICA L. — Plante de la famille des Plombaginées.

Syn. — *Dentelaire.*

Habitat. — Inde, Ceylan, la Réunion.

Part. empl. — Tiges.

Propr. thér. — A l'état frais, les tiges sont vésicantes et caustiques.

Après dessiccation, on les emploie pour activer la digestion et provoquer l'appétit.

On les emploie avec succès contre la diarrhée, les hémorroïdes, la dyspepsie et les maladies de peau; on leur attribue des propriétés abortives.

La teinture est un antipériodique et un sudorifique énergique.

PLUMIERIA ACUTIFLORA Poir. — Plante de la famille des Apocynacées.

Syn. — *Sambodja.*

Habitat. — Inde, Java, Perse.

Part. empl. — Écorce de la tige.

Comp. chim. — Boorsma a retiré un principe amer, appelé la *Plumiéride,* $C^{30}H^{40}O^{18}$. E. Merck a extrait un principe, qui serait un glucoside, $C^{37}H^{72}O^{33} - 2H^2O$.

Propr. thér. — D'après Dymock, l'écorce de Plumieria est employée aux Indes contre la fièvre intermittente et la diarrhée.

En Perse, on l'emploie contre la blennorragie.

Les indigènes de Java guérissent au moyen de cette écorce les tranchées chroniques du cheval, et ils réussissent là où l'art d'un vétérinaire européen instruit est resté sans succès.

Mode d'emploi. Doses. — Infusion de 45 gr. d'écorce pulvérisée dans 1 litre d'eau, à prendre en vingt-quatre heures.

PLUMIERIA ALBA L. — Plante de la famille des Apocynacées.

Syn. — *Frangipanier, Bois de lait, Laurier bâtard.*

Habitat. — Guadeloupe, Martinique, la Réunion.

Part. empl. — Écorce, suc laiteux de la tige.

Comp. chim. — M. H. Bocquillon a fait l'analyse de l'écorce; il a trouvé une huile fixe, de la résine, pas d'alcaloïde, un glucoside abondant. Poids de cendres, 3 0/0.

Propr. thér. — Dépuratif, altérant, purgatif et antisyphilitique.

L'écorce agit efficacement dans la blennorragie.

Le suc laiteux est toxique et irritant, à la façon du suc des Euphorbiacées.

Mode d'emploi. Doses. — On emploie la décoction (15 grammes pour 1 litre d'eau) aux repas, au lieu de boisson ordinaire, à la dose d'un demilitre par jour.

PLUMIERIA SUCUUBA R. Sp. — Plante de la famille des Apocynacées.

Syn. — *Sucuuba.*

Habitat. — Brésil.

Part. empl. — Écorce de la tige.

Comp. chim. — Peckolt a isolé un glucoside cristallisé amer ($C^{10}H^{14}O^{12}$), et un alcaloïde, l'*Agoniadine.*

Propr. thér. — L'écorce et son principe actif possèdent des propriétés fébrifuges et sont employées dans les fièvres intermittentes et palustres.

Mode d'emploi. Doses. — Infusion de Sucuuba, à la dose de 60 grammes d'écorce pour 1 litre d'eau, à prendre en vingt-quatre heures. Agoniadine, à la dose de 12 à 25 centigrammes.

PODOPHYLLUM PELTATUM L. — Plante de la famille des Berbéridacées.

Habitat. — États-Unis.

Part. empl. — Rhizome.

Comp. chim. — Le docteur Podwissotzki a trouvé deux résines actives, la *Picropodophylline* et la *Podophyllotoxine*, deux acides, l'acide picropodophyllique et l'acide podophyllique, et une matière colorante, la podophylloquercétine.

Propr. thér. — La podophylline, résine totale retirée du Podophyllum peltatum par le procédé du Codex, a été employée en France par Trousseau et Blondeau, puis étudiée par Constantin Paul. C'est un cathartique actif, certain, provoquant des évacuations alvines nombreuses, mélangées de bile ; il est de plus vermifuge.

On l'emploie dans les engorgements hépatiques, l'ictère, les hydropisies, l'ascite, l'anasarque.

A doses fréquemment répétées, la podophylle diminue la fréquence du pouls, calme la toux ; aussi l'a-t-on employée dans les affections pulmonaires, sans que cet usage se soit généralisé.

La podophylle et la résine, la podophylline, ont été employées souvent dans la médecine infantile et pour combattre la constipation.

Mode d'emploi. Doses. — Poudre de racine de podophylle, à la dose de 0^{gr},50 à 1 gramme. Poudre de résine de podophylle ou podophylline, à la dose de 5 à 10 centigrammes ; on associe souvent la Jusquiame sous forme d'extrait, pour empêcher les coliques.

POINCIANA PULCHERRIMA L. — Plante de la famille des Légumineuses ; série des Cæsalpinées.

Syn. — *Poincillade.*

Habitat. — Inde, Jamaïque.

Part. empl. — Feuilles, fleurs, fruits.

Comp. chim. — Acide tanique, résine, acide gallique.

Propr. thér. — Les feuilles sont usitées à la Jamaïque comme purgatives, à la place de celles du séné. Les feuilles sont encore réputées ayant une action emménagogue, et même abortive et excitante.

Les fleurs sont usitées comme tonique et pour combattre les fièvres quartes.

La racine est âcre et même vénéneuse.

Les fruits sont astringents et employés contre la diarrhée et la dysenterie.

MODE D'EMPLOI. — Infusion de 20 grammes de feuilles dans 1 litre d'eau.

POLYPODIUM ADIANTIFORME L. — Plante de la famille des Fougères.

SYN. — *Calaguala.*

PART. EMPL. — Feuilles.

PROPR. THÉR. — Le Calaguala jouit, au Pérou, de la réputation d'être un excellent béchique et diaphorétique.

Au Mexique, on l'emploie avec succès dans les affections chroniques des voies respiratoires, et surtout dans la coqueluche.

Dans ces pays, et surtout au Mexique, on prépare avec les feuilles une teinture, qui a les mêmes emplois vulnéraires que la teinture d'arnica des Vosges.

Le docteur Amadeo l'a employée avec succès contre les accidents secondaires et tertiaires de la syphilis. La décoction calme les douleurs ostéoscopes; le traitement doit être poursuivi pendant un ou deux mois.

Mode d'emploi. Doses. — Décoction ou infusion, à la dose de 30 grammes pour 500 grammes d'eau, à prendre en un jour. Poudre, à la dose de 2 à 4 grammes par jour.

POLYPORUS SENEX L. — Plante de la famille des Champignons.

Syn. — *Agaric gigantesque.*

Habitat. — Chili.

Part. empl. — Plante entière.

Propr. thér. — On lui attribue des propriétés absorbantes remarquables.

Grossi l'a employé comme styptique et le regarde comme spécifique dans les cas d'hémorragies produites par des blessures d'artères trop petites pour qu'on en fasse la ligature et trop grandes pour être traitées par les autres agents styptiques.

Mode d'emploi. — Usage externe, en application sur l'ouverture de la plaie, puis compression. — Usage interne. Potion gommeuse de 100 gr., contenant 20 centigrammes de poudre de cette plante.

PONGAMIA GLABRA Vent. — Arbre de la famille des Légumineuses ; tribu des Déalbergiées.

Habitat. — Inde, Chine, Australie, la Réunion.

PART. EMPL. — Huile de graines.

PROPR. THÉR. — L'huile est usitée contre la gale, l'herpès et les maladies cutanées, le rhumatisme.

Gibson prétend qu'il ne connaît aucune plante ayant des propriétés plus marquées dans le traitement de ces maladies.

Dymock dit que cette huile présente tous les avantages de l'iodoforme et de la poudre de Goa, sans en avoir les inconvénients, et qu'elle réussit contre la lèpre et le pityriasis.

PROSOPIS ALBA L. — Plante de la famille des Légumineuses.

SYN. — *Agari-bai.*

HABITAT. — République Argentine.

PART. EMPL. — Écorce.

PROPR. THÉR. — On l'emploie dans l'Amérique du Sud, au traitement des affections catarrhales, sous forme de décoction dont la saveur est amère et l'odeur semblable à celle du fenugrec.

MODE D'EMPLOI. DOSES. — Décoction (30 gr. pour 1000 grammes d'eau), par doses de 125 gr.

PRUNUS CAPOLLIN D. C. — Plante de la famille des Rosacées.

SYN. — *Capulin.*

HABITAT. — Mexique.

PART. EMPL. — Feuilles, écorce.

Comp. chim. — Le professeur Lozano y Castro a analysé les feuilles et a trouvé : essence, résine acide à fonction glucosidique, amygdaline, alcaloïde, matière colorante couleur café.

St-Procter a analysé l'écorce; il a trouvé tanin, acide gallique, matière colorante rouge, amidon.

Propr. thér. — La présence de l'acide cyanhydrique dans les feuilles de cette plante a permis de vulgariser cette plante pour la préparation d'une eau distillée pharmaceutique ayant le même emploi que l'eau de laurier cerise comme calmant.

Dans la médecine populaire, on emploie l'écorce contre la diarrhée, et son emploi est justifié par les docteurs Cicero et J. Terres.

Le docteur Martinez de Campo a employé l'écorce avec succès dans le paludisme à type quotidien; la guérison a été obtenue au bout de cinq à six jours.

Mode d'emploi. Doses. — Eau distillée de feuilles de Capulin, aux mêmes doses que l'eau de laurier cerise. Décoction d'écorce, 25 grammes pour 500, à prendre par dose de 10 grammes.

PSORALEA CORYLIFOLIA L. — Plante de la famille des Légumineuses.

Habitat. — Inde.

Part. empl. — Graines.

Propr. thér. — Les graines, qui sont aromatiques et amères, sont considérées comme stomachiques, désobstruantes, et employées dans la médecine hindoue contre la lèpre.

Le docteur Kanny Loll Day a employé avec succès l'extrait oléo-résineux de graines, sous forme d'application en pommade ; il fait toutefois remarquer que les parties du corps dont le derme est épaissi, telles que la plante des pieds et la paume des mains, résistent plus longtemps au traitement; dans ces derniers cas, en l'associant à l'huile de Chaulmoogra, on obtient les meilleurs résultats.

Les racines sont vomitives.

Les feuilles sont purgatives.

MODE D'EMPLOI. DOSES. — Extrait alcoolique de graines de Psoralea et axonge P. E., pour faire une pommade.

PSORALEA PENTAPHYLLA L. — Plante de la famille des Légumineuses.

SYN. — *Contrayerba blanco.*

HABITAT. — Mexique, Antilles.

PART. EMPL. — Racine.

COMP. CHIM. — Le docteur Lozano y Castro a fait l'analyse de la racine ; il a trouvé un alcaloïde, la *Psoraline*, cristallisant en primes solubles dans l'alcool, l'éther et le chloroforme ; un acide organique et de la résine.

PROPR. THÉR. — Le professeur Vergara Lope a

expérimenté le Psoralea contre les fièvres intermittentes, et, après de nombreux cas traités, il a remarqué que ce produit réussissait très bien dans les fièvres intermittentes, tandis qu'il était moins actif dans les fièvres d'autres formes; ses observations portent sur plus de cent cas dans les hôpitaux de Mexico.

La Psoraline aurait amené amélioration dans vingt cas de fièvre de tuberculeux.

Mode d'emploi. Doses. — Poudre de racine, à la dose de 3 à 5 grammes. Extrait fluide, à la dose de 4 à 10 grammes. Psoraline, à la dose de 10 à 20 centigrammes.

PSYCHOTIS AJOWAN D. C. — Plante de la famille des Ombellifères.

Syn. — *Ajowan*.

Habitat. — Inde, Égypte, Perse.

Part. empl. —Graines.

Comp. chim. — Stenhouse et Haynes ont extrait des graines une essence formée de Thymol et de Cymène.

Propr. thér. — Les graines d'Ajowan sont employées dans l'Inde comme stimulant, carminatif et antispasmodique.

On le prescrit dans les coliques flatulentes, la dyspepsie atonique et la diarrhée; on l'a même indiqué dans le choléra, c'est en effet un antiseptique du tube digestif.

L'eau distillée d'Ajowan est inscrite à la pharmacopée de l'Inde; elle est usitée comme carminative et comme véhicule de médicaments nauséeux; sa saveur est piquante, et on est obligé de la diluer pour l'emploi.

L'huile volatile possède des propriétés antiseptiques et peut être employée à l'extérieur et à l'intérieur sur du sucre ou en émulsion.

MODE D'EMPLOI. DOSES. — Graines, à la dose de 1 à 3 cuillerées à café. Eau distillée, de 1 à 3 cuillerées à soupe. Essence, à l'intérieur, de 1 à 3 gouttes.

PTELEA TRIFOLIATA L. — Plante de la famille des Rutacées-Xanthoxylées.

SYN. — *Orme de Samarie, Trèfle de Virginie.*

PART. EMPL. — Écorce de la racine, feuilles.

HABITAT. — États-Unis, Canada.

COMP. CHIM. — Steer a trouvé de la *Berbérine,* alcaloïde, et une oléo-résine. D'après E. Schulze, un alcaloïde, l'*Argirine* ($C^6H^{14}Az^4O^2$).

PROPR. THÉR. — L'écorce est employée depuis longtemps par les médecins des États-Unis, dans le traitement de la dyspepsie, et en général de toutes les maladies qui relèvent de l'usage des toniques.

On l'a prescrite aussi pour combattre la faiblesse qui suit les fièvres intermittentes, et particulièrement celles qui sont accompagnées d'irritation gastro-intestinale.

Elle est très bien tolérée par l'estomac, même quand les autres toniques sont rejetés. Elle provoque l'appétit, augmente le pouvoir digestif et favorise la convalescence.

Les feuilles sont employées comme antihelmenthiques, à l'intérieur et à l'extérieur, dans les traitements des ulcères de mauvaise nature.

MODE D'EMPLOI. DOSES. — Teinture, de 4 à 12 grammes. Extrait fluide, de 50 centigrammes à 2 grammes par jour.

PTEROCARPUS PALLIDUS Lour. — Plante de la famille des Légumineuses-Papilionacées.

SYN. — *Narra puti, Bois néphrétique.*

HABITAT. — Iles Philippines.

PART. EMPL. — Le bois.

PROPR. THÉR. — Les indigènes des îles Philippines considèrent depuis très longtemps le bois de ce Pterocarpus comme un excellent remède contre les calculs de la vessie.

Le Père Blanco, qui l'a appelé *Bois néphrétique,* recommande l'emploi de cette plante mise en copeaux et macérés dans de l'eau, à laquelle ils donnent une coloration bleuâtre fluorescente; c'est cette eau fluorescente que l'on emploie.

Le Père Delgado l'indique aussi pour faciliter les fonctions intestinales, et il recommande de fabriquer avec le bois de cet arbre des coupes dans lesquelles on laisse macérer de l'eau pendant une nuit : on boit le liquide le lendemain.

RABELAISIA PHILIPPENSIS Planch. — Plante de la famille des Xanthoxylées.

Syn. — *Lunasia amara* Miq.

Habitat. — Iles Philippines.

Part. empl. — Écorce de la tige.

Comp. chim. — M. Rosenthal déclare que le principe actif est un alcaloïde, qu'il appelle la *Rabelaisine*, et qui est un poison du cœur. M. Plugge prétend que le principe actif est un glucoside non azoté.

Propr. thér. — Les indigènes des îles Philippines emploient cette drogue pour la préparation de leur poison de flèches.

D'après le Père Delgado, cette drogue, d'une amertume extraordinaire, produit même en quantité minime des vomissements et des convulsions.

Les indigènes emploient une infusion très légère de l'écorce contre l'inflammation de l'œil. Cette petite dose provoque déjà une saveur amère dans le gosier et sur la langue.

RANDIA DUMETORUM Lamk. — Plante de la famille des Rubiacées.

Syn. — *Madana*.

HABITAT. — Inde.

PART. EMPL. — Fruit, écorce de racine.

PROPR. THÉR. — D'après Dymock, le fruit est employé comme un des meilleurs émétiques.

D'après Mooden Sheneff, le fruit tout entier ne présenterait pas des propriétés émétiques dans toutes ses parties. En effet, l'épicarpe et les graines sont inactives, la pulpe seule est nauséeuse et émétique : la macération procure au bout de dix minutes des vomissements. Dans ces conditions, c'est aussi un excellent succédané de l'ipéca dans la dysenterie.

Les fruits, écrasés et mis en pâte avec de l'eau, servent à faire des cataplasmes que l'on applique sur le ventre pour calmer les coliques.

L'infusion d'écorce de racine est aussi administrée dans les douleurs abdominales.

L'écorce de la tige est astringente, tonique et stomachique.

Enfin, d'après Roxburgh, la racine et les fruits concassés, jetés dans un cours d'eau, servent à empoisonner les poissons, dont la capture devient facile et qui ne seraient pas vénéneux quand on les mange.

MODE D'EMPLOI. DOSES. — Deux ou trois fruits sont écrasés, et on les fait macérer dans 100 gr. d'eau pendant un quart d'heure. La pulpe desséchée et pulvérisée s'emploie à la dose de 2^{gr},50 comme émétique, et de 1 à 2 grammes comme antidysentérique.

RAUWOLFIA CANESCENS L. — Plante de la famille des Apocynacées.

HABITAT. — Antilles.

PART. EMPL. — Écorce de la tige.

PROPR. THÉR. — Le suc est très vénéneux, et quand il est absorbé il produit une vive inflammation du canal intestinal.

Mélangé avec de l'huile de ricin, l'extrait d'écorce est employé extérieurement avec succès pour guérir les affections parasitaires de la peau.

L'infusion d'écorce est utile dans les ulcérations syphilitiques, en lotions.

A Porto-Rico, on emploie la décoction comme stimulant local dans les ulcères indolents.

MODE D'EMPLOI. — Usage externe, infusion ou décoction de 30 grammes d'écorce dans 1 litre d'eau.

RHAMNUS PURSHIANUS D. C. — Plante de la famille des Rhamnées.

SYN. — *Cascara sagrada, Écorce sacrée.*

HABITAT. — États-Unis d'Amérique.

COMP. CHIM. — M. A. Prescott, de Michigan, a trouvé du tanin, de l'acide oxalique, de l'acide malique, de l'amidon, de l'huile fixe, une propor-

tion faible d'essence et quatre corps résineux, plus
ou moins solubles dans l'alcool, l'éther, le chloroforme et le sulfure de carbone.

Limousin croit que ces derniers corps sont tous
plus ou moins dérivés de l'acide chrysophanique,
dont M. Prescott ne signale pas l'existence, mais
que Limousin a trouvé en notable proportion.

Le professeur Tschirch, de Berne, a trouvé que
le principe actif de la Cascara était la triméthyl-
oxyanthraquinone, dérivé de l'acide chrysophanique, que l'on retrouve dans la rhubarbe, l'aloès
et le séné.

Propr. thér. — D'après Limousin, cette écorce
semble être appelée à occuper une place impor-
tante parmi les médicaments purgatifs.

On l'emploie contre la dyspepsie opiniâtre ou
la constipation bilieuse, particulièrement quand
les cathartiques ne sont pas supportés; comme
tonique et laxatif, dans les fièvres intermittentes
ou remittentes.

Le docteur Landowski a constaté les effets laxatifs de cette substance administrée sous forme de
poudre; il préfère ce mode d'administration à
l'extrait fluide, qui est mal toléré par les malades
à cause de son goût nauséeux.

Mode d'emploi. Doses. — Poudre en cachets
ou pilules, à la dose de 0,25 pour effet laxatif et
de 0,75 à 1 gramme pour effet purgatif. Extrait
fluide, de 10 à 60 gouttes. Sirop préparé avec 5 gr.

d'extrait fluide pour 30 grammes de sirop simple.

RHINACANTHUS COMMUNIS Nees v. E. — Plante de la famille des Acanthacées.

SYN. — *Pucoli, Jasmin de Cobra*.

HABITAT. — Inde, Madagascar, Indo-Chine.

PART. EMPL. — Racine, feuilles.

COMP. CHIM. — Liborius a trouvé une substance résinoïde, la *Rhinacanthine*, $C^{14}H^{18}O^{4}$, qui est un quinone voisin de l'acide chrysophanique, se colorant en rouge par des alcalis.

PROPR. THÉR. — Dymock indique l'emploi des feuilles contre les maladies cutanées.

Ainslie ajoute soit un lait de chaux, soit du jus de citron, avec lequel on pile les feuilles. Cette préparation réussit contre l'eczéma chronique.

Le docteur Rosenthal rapporte que la racine passe pour un souverain remède contre les éruptions.

En Chine, on prépare une teinture alcoolique utilisée contre l'herpès tonsurant et les autres affections cutanées.

Roxburgh dit que la racine a été employée avec succès contre la morsure des serpents, d'où son nom de *Jasmin de Cobra*. Il attribue à la racine des propriétés aphrodisiaques.

RHIZOPHORA MANGLE L. — Plante de la famille des Rhizophoracées.

Syn. — *Manglier noir, Palétuvier noir*.

Habitat. — Amérique tropicale.

Part. empl. — Écorce de la tige.

Comp. chim. — Contient beaucoup de tanin.

Propr. thér. — En médecine, les propriétés astringentes de l'écorce la font employer sous forme de décoction comme antihémorragique, dans les angines, contre la leucorrhée, en un mot dans tous les cas où les astringents puissants sont indiqués. Elle peut rendre des services dans les diarrhées des pays tropicaux, les dysenteries légères.

Du tronc de l'arbre découle par incisions un suc, qui, épaissi et concret, forme le *Kino d'Amérique*, et qui, importé en France, constitue un médicament astringent de choix.

Enfin, les graines astringentes servent de masticatoire aux Indiens trop pauvres pour employer la noix d'arec.

Mode d'emploi. Doses. — Décoction de 60 gr. d'écorce dans 1 litre d'eau. Extrait sec, à la dose de 2 à 6 grammes par jour.

RHUS AROMATICA Ait. — Plante de la famille des Térébinthacées.

Syn. — *Sumac odorant*.

Habitat. — Amérique du Nord.

Propr. thér. — Aux États-Unis, on en fait usage contre le diabète.

Il agit comme excitant de la fibre musculaire de la vessie et de l'utérus.

Le docteur Unna le recommande comme spécifique dans l'incontinence d'urine des enfants. On l'emploie aussi contre la ménorragie, les hémorragies, les sueurs et la diarrhée des phtisiques.

MODE D'EMPLOI. DOSES. — Extrait mou, de 15 à 60 centigrammes matin et soir. Extrait fluide, à la dose de 3 grammes. Poudre de plante, à la dose de 2^{gr},50 par jour.

RICHERIA GRANDIS Vahl. — Plante de la famille des Euphorbiacées.

SYN. — *Bois bandé, Bois d'homme, Bois mabi, Résolu de montagne, Chalufouria racemosa* M.

HABITAT. — Guadeloupe, Martinique.

PART. EMPL. — Écorce de la racine.

PROPR. THÉR. — L'écorce est employée par les nègres, en macération dans le tafia, comme un aphrodisiaque très puissant. Cette propriété a été confirmée par les médecins coloniaux et européens.

Le docteur Benoît, qui a expérimenté ce produit, outre ses propriétés aphrodisiaques, a reconnu que cette plante était un vaso-dilatateur veineux puissant, et qu'à ce point de vue il pourrait rendre de signalés services à la thérapeutique, qui est pauvre en vaso-dilatateurs. De plus, la teinture développe considérablement l'appétit, ce qui serait précieux pour les carcinomes d'estomac.

Mode d'emploi. Doses. — Teinture 1/5, à la dose de 5 à 10 gouttes.

ROTTLERA TINCTORIA Roxb. — Plante de la famille des Euphorbiacées.

Syn. — *Kamala*.

Habitat. — Inde, Arabie, Australie, Abyssinie, Java.

Part. empl. — Résine du pollen.

Comp. chim. — Anderson a retiré par l'éther une résine, le *Rottlérin*, $C^{11}H^{10}O^3$, qui cristallise dans l'éther. Gerkin a isolé un autre corps cristallisé, la *Mallotonine*, $C^{14}H^{10}O^3$. Ces résines donnent avec la potasse fondante de l'acide paraoxybenzoïque.

Propr. thér. — Ténifuge employé contre le botriocéphale. Topique, contre l'herpès circiné et la lèpre.

Mode d'emploi. Doses. — Cachets et prises, à la dose de 6 à 15 grammes (1 ou 2 grammes par dose) pour les adultes et 2 grammes pour les enfants. Teinture 1/5, à la dose de 15 grammes. Sirop composé : teinture de Kamala, 20 grammes; eau de menthe, 125 grammes; sirop d'écorces d'oranges amères, 30 grammes à prendre en six fois.

RUDBECKIA ANGUSTIFOLIA P. Lem. — Plante de la famille des Composées.

HABITAT. — Amérique du Nord.

SYN. — *Echinacea angustifolia.*

PART. EMPL. — Racine.

PROPR. THÉR. — La racine fraîche de cette plante jouit d'une haute faveur auprès des Indiens Sioux comme alexitère contre la morsure des serpents.

Le docteur Stenson trouve dans cette plante une action sialagogue, un antiseptique inoffensif et surtout un aphrodisiaque. Il l'emploie encore contre la malaria, le typhus et les maladies d'estomac.

Le docteur Parker a montré qu'il a rendu de grands services dans les toxémies, les fièvres infectieuses, les plaies septiques et les catarrhes muqueux chroniques, en mélangeant la teinture d'Échinacea à la teinture de thuya.

Le docteur Leaning a employé ce mélange avec succès dans les maladies cancéreuses; il tarit la suppuration et accélère la guérison.

Le docteur Artault, d'après M. P. Lemaire, a guéri l'adénite cervicale infectieuse (scarlatine) chez un enfant de cinq ans, en administrant quotidiennement trois cuillerées à café de teinture de Rudbeckia et en appliquant sur l'abcès des compresses du même produit; il a guéri de même plusieurs adénites sous-maxillaires ou cervicales tuberculeuses.

Mode d'emploi. Doses. — Extrait fluide à l'intérieur, à la dose de 0,30 à 3 grammes par jour. Extrait fluide coupé de 2/3 d'eau, à la dose de 60 gouttes en badigeonnages. Teinture 1/5, à la dose de 0,50 à 5 grammes.

RUELLIA TUBEROSA L. — Plante de la famille des Acanthacées.

Syn. — *Faux Ipéca, Coccis.*

Habitat. — Guyane, Amérique centrale, Pérou, Inde, Antilles.

Part. empl. — Racine, feuilles.

Propr. thér. — Descourtilz a cité l'emploi du Ruellia tuberosa aux Antilles contre les fièvres intermittentes, la coqueluche, la péritonite puerpérale.

Aux Antilles, la racine est usitée comme succédané de l'Ipéca.

D'après Bélanger, les feuilles passent aussi comme sudorifiques et fébrifuges.

Aux Indes orientales, les feuilles mêlées à l'huile de ricin sont employées en application sur les éruptions dues à la dentition des enfants.

La racine est employée comme émétique.

Mode d'emploi. Doses. — Décoction de 3 à 6 grammes de racines dans 125 grammes d'eau.

RUMEX CRISPUS L. — Plante de la famille des Polygonacées.

Habitat. — Amérique du Nord.

Part. empl. — Racine.

Comp. chim. — M. H. Bocquillon a fait l'analyse de la racine et a isolé un alcaloïde, la *Rumicine*, une résine, du tanin. Poids de cendres, 10,56 0/0.

Propr. thér. — Dépuratif, altérant et tonique, très réputé dans le traitement de l'obésité.

Mode d'emploi. Doses. — Teinture.1/5, de 5 à 20 gouttes; Rumicine, de 1 à 2 centigrammes.

RUMEX HYMENOSEPALUS Torr. — Plante de la famille des Polygonacées.

Syn. — *Canaigre*.

Habitat. — Mexique.

Part. empl. — Racine.

Comp. chim. — Acide chrysophanique, acide gallique, tanin, oxyméthylanthraquinone.

Propr. thér. — Le docteur Bulman a expérimenté, avec le plus grand succès, les propriétés astringentes de cette racine dans un grand nombre de cas de diarrhées de diverse nature, même dans l'entérite chronique.

Mode d'emploi. Doses. — Poudre de racine, en cachets ou capsules, à la dose de 1 à 5 grammes.

SABATTIA GRACILIS Salisb. — Plante de la famille des Gentianacées.

Syn. — *Petite quinine*.

Habitat. — Guadeloupe.

PART. EMPL. — Feuilles et racines.

PROPR. THÉR. — Cette plante est appelée *Petite quinine,* en raison des propriétés qui lui sont attribuées pour combattre avec succès l'intoxication paludéenne. Elle provoquerait même des sensations analogues à la quinine : la céphalée, les bourdonnements d'oreilles, etc.

On prépare encore avec cette plante des lotions et des bains fébrifuges.

MODE D'EMPLOI. DOSES. — On l'emploie à la dose de 4 grammes de teinture 1/5, toutes les deux heures, contre les fièvres intermittentes. Des doses plus élevées sont nécessaires dans les fièvres rebelles ou remittentes. On le prescrit en poudre, à la dose de 2 à 4 grammes, en paquets ou en cachets. On l'administre encore en infusion, à la dose de 30 grammes de plante entière pour un litre d'eau, que l'on donne, à la dose de 60 gr. d'infusion toutes les deux heures.

SALIX NIGRA Mich. — Plante de la famille des Amentacées-Salicinées.

HABITAT. — Amérique du Nord.

PART. EMPL. — Écorce de la tige, racines.

PROPR. THÉR. — La tige et l'écorce sont toniques, fébrifuges, amères et carminatives. On les emploie comme un puissant sédatif des nerfs et des organes génitaux des deux sexes. Cette plante peut remplacer le bromure de potassium avec avantage dans toutes ses indications. Elle a amené les résultats les plus favorables dans l'hystérie, l'hyperesthésie, les contractures, les névralgies faciale et urétrale, les pertes séminales, la nymphomanie, la leucorrhée et la prostatorrhée.

Les racines sont purgatives et fébrifuges.

MODE D'EMPLOI. DOSES. — Extrait fluide, 3 à 5 grammes par jour. Extrait mou, de 30 à 60 gr. par jour.

SAPINDUS DIVARICATA. — Plante de la famille des Sapindacées.

SYN. — *Ibaro*.

HABITAT. — République Argentine, Paraguay.

PART. EMPL. — Racine, écorce, feuilles.

COMP. CHIM. — La plante contient beaucoup de *Saponine*, glucoside connu, en quantité même telle que l'on peut en extraire ce glucoside à cause de son rendement.

PROPR. THÉR. — Les feuilles en infusion donnent un liquide ayant la propriété d'émulsionner les corps gras, de faire des lavages de tête et de corps, comme avec le Quillaja saponaria.

La racine est employée contre la chlorose, en macération de 30 grammes de poudre dans un litre d'eau ferrugineuse ou ferrée.

L'écorce de la tige est employée contre la leucorrhée, les ulcères et l'urétrite.

MODE D'EMPLOI. DOSES. — Usage externe. Infusion de 60 grammes de feuilles ou d'écorce de tige concassée dans un litre d'eau.

Usage interne. Infusion de 30 grammes de poudre d'écorce de tige ou de racine dans 1 litre d'eau.

SARACA INDICA L. — Plante de la famille des Légumineuses.

HABITAT. — Inde.

PART. EMPL. — Écorce de la tige.

PROPR. THÉR. — D'après Dymock, l'écorce de Saraca est très employée dans l'Inde contre les affections utérines, et surtout pour combattre la ménorragie.

MODE D'EMPLOI. DOSES. — On la donne sous forme de décoction préparée en faisant bouillir 6 parties d'écorce dans 8 parties de lait et 32 parties d'eau jusqu'à évaporation complète de celle-ci. On divise en trois doses, que l'on administre en vingt-quatre heures.

SARCOCEPHALUS ESCULENTUS Afz. — Plante de la famille des Rubiacées.

SYN. — *Doundaké, Quinquina africain, Baro.*

HABITAT. — Sénégal, Soudan, Congo, Gabon.

COMP. CHIM. — M. F. Schlagdenhauffen a fait l'analyse du Doundaké et a isolé un alcaloïde, la *Doundakine*, $C^{28}H^{10}AzO^{13}$, et une résine.

Propr. thér. — M. Marcus l'emploie comme astringent, tonique et fébrifuge, capable de remplacer le quinquina et son alcaloïde, le sulfate de quinine.

MM. Bochefontaine et Féris le recommandent dans l'anorexie, les troubles gastro-intestinaux, l'anémie, les cachexies, la scrofule, la paralysie, les maladies nerveuses et la neurasthénie.

Mode d'emploi. Doses. — Vin, 30 grammes d'écorces pulvérisées pour 1 litre de vin. Extrait hydro-alcoolique, de 15 à 20 centigr. Poudre d'écorce, de 2 à 4 grammes. Extrait aqueux, de 20 à 50 centigrammes. Doundakine, de 20 à 25 centigrammes.

SARCOSTEMMA VIMINALE R. Br. — Plante de la famille des Asclépiadacées.

Habitat. — Inde.

Part. empl. — Feuilles, tiges.

Propr. thér. — Possédant des propriétés âcres et irritantes, cette plante contient un abondant latex, assez agréable. Les jeunes pousses servent de rafraichissement aux voyageurs qui connaissent leurs propriétés.

Cette plante, d'après Roxbourg, donne la liqueur de Soma, suc aromatique agréable, employé et absorbé par les prêtres hindous dans leurs cérémonies religieuses.

La tige desséchée a des propriétés émétiques.

Mode d'emploi. Doses. — Poudre, à la dose de 1 à 3 grammes.

SARRACENIA PURPUREA L. — Plante de la famille des Nymphéacées.

Habitat. — Amérique du Nord.

Part. empl. — Feuilles et rhizomes.

Comp. chim. — Stanislas Martin a trouvé un alcaloïde, qu'il a appelé *Sarracénine*, une résine et une matière colorante jaune, l'acide sarracénique.

Propr. thér. — Les rhizomes du Sarracenia sont employés par les Indiens comme un préservatif certain contre la variole. D'après eux, ils la guériraient à n'importe quelle période de son évolution et empêcheraient la formation des cicatrices.

Ces rhizomes paraissent jouir réellement de propriétés diurétiques fort énergiques, et c'est probablement ce qui fait supposer aux indigènes qu'ils pouvaient éliminer le virus variolique.

Les feuilles sont employées contre la dyspepsie et la diarrhée, comme stimulant de l'estomac et de la circulation.

Mode d'emploi. Doses. — On administre le rhizome sous forme de poudre, de teinture, d'infusion ou de sirop.

Teinture 1/5, à la dose de 5 à 10 grammes. Infusion, 50 gr. de rhizome pulvérisé dans 1 litre d'eau dans vingt-quatre heures. Sirop préparé avec la teinture, 120 grammes pour 1 litre, à la dose de deux ou trois cuillerées à soupe par jour.

SAUVAGESIA ERECTA L. — Plante de la famille des Violacées.

Syn. — *Herbe à saint Martin, Adima.*

Habitat. — Guyane, Antilles.

Part. empl. — Racine.

Propr. thér. — Cette plante possède des propriétés mucilagineuses, qu'elle doit à la fécule qu'elle renferme, et est astringente par son tanin.

Aux Antilles il est regardé comme un diurétique fort utile dans les maladies des voies urinaires, et il sert à combattre les affections du tube digestif.

Mode d'emploi. Doses. — On l'emploie à l'extérieur en collyre pour combattre les ophtalmies, et à l'intérieur contre les tranchées sous forme de décoction ou en lavements.

Infusion de 30 gr. de racines dans un litre d'eau.

SCÆVOLA LOBELIA L. — Plante de la famille des Campanulacées.

Habitat. — Malaisie.

Part. empl. — Feuilles, écorce de la tige.

Propr. thér. — Les feuilles sont usitées contre

l'épaississement de la cornée et les conjonctivites.

L'écorce de la tige est amère et tonique. La moelle de la tige est poreuse, et est regardée comme antidiarrhéique et aphrodisiaque.

Avec les feuilles on prépare des cataplasmes maturatifs, des lotions émollientes, des décoctions qui passent pour être emménagogues et diurétiques.

MODE D'EMPLOI. DOSES. — Décoction de 45 gr. de feuilles ou d'écorce pulvérisées pour un litre d'eau.

SCHINUS MOLLE L. — Plante de la famille des Térébinthacées-Anacardiacées.

SYN. — *Piment d'Amérique, Arbol del Peru.*

HABITAT. — Pérou, Mexique.

PART. EMPL. — Résine, fruits.

COMP. CHIM. — Essence, résine, leptine, tanin, glucose.

PROPR. THÉR. — Le professeur S. Perez prépare un rob, en traitant les fruits par de l'eau froide et en concentrant le liquide; ce rob est employé avec succès contre les affections des bronches.

M. Bertherand, d'Alger, a préconisé les fruits pulvérisés et mis en pilules contre les affections des voies urinaires, et les considère comme bien supérieures au cubèbe.

Le professeur Altamirano préfère l'emploi de

l'essence de Schinus dans les affections des voies urinaires, et a obtenu la guérison de blennorragies chroniques et d'orchites invétérées.

Le docteur M. Azcarate emploie pour les mêmes usages une émulsion de la gomme-résine avec de l'eau, et a obtenu de bons résultats dans les bronchites et la blennorragie.

Mode d'emploi. Doses. — Pilules de poudre de fruits de 20 centigrammes, à la dose de quatre à dix par jour. Gomme-résine, de 0gr,50 à 0gr,60, en émulsion. Essence, 0gr,50, en cinq capsules en vingt-quatre heures.

SCOPOLIA JAPONICA Max. — Plante de la famille des Solanacées.

Syn. — *Belladone du Japon.*

Habitat. — Japon, Népaul.

Comp. chim. — Le professeur Eykmann a extrait de la racine deux alcaloïdes, la *Scopoléine* et la *Rotoïne.*

Propr. thér. — Employé aux mêmes usages que la belladone; usité au Japon contre les ulcères de la cornée, l'iritis et la kératite.

Le docteur Albert Robin emploie avec succès le chlorhydrate de Scopolamine en injections sous-cutanées contre la paralysie agitante des mains, à la dose de 1/2 milligramme, en commençant par 1/10 de milligramme et en augmentant la dose jusqu'à 1/2 milligramme.

SCUTELLARIA LATERIFLORA L. — Plante de la famille des Labiées.

Habitat. — États-Unis.

Part. empl. — Feuilles.

Propr. thér. — On emploie le *Scutellarin*, principe résineux obtenu en précipitant par de l'eau alunée la teinture de Scutellaria.

Ce produit est tonique du système nerveux ; on l'a préconisé contre la rage et contre les névralgies.

Mode d'emploi. Dose. — Scutellarin, à la dose de 12 à 25 centigrammes. Extrait fluide, de 4 à 8 grammes.

SEBIPERA MAJOR Mart. — Plante de la famille des Légumineuses.

Syn. — *Sicopira*.

Habitat. — Brésil.

Part. empl. — Bois et racine.

Comp. chim. — Peckolt a analysé le bois et a trouvé plusieurs résines, tanin, gomme soluble, gomme insoluble.

M. A. Petit a retiré un alcaloïde, la *Sicopirine*, qui est doué d'une action stupéfiante et mydriatique.

Propr. thér. — La décoction du bois est employée au Brésil contre la syphilis.

La racine est employée contre les maladies de peau, les rhumatismes et la syphilis.

La gomme qui découle de l'arbre est prescrite comme adoucissant contre la diarrhée.

Le suc de l'écorce est employé à l'état frais contre les maladies d'estomac.

Mode d'emploi. Doses. — Décoction, 30 gr. d'écorce pour un litre d'eau réduit à 600 gr. à prendre en plusieurs tasses par jour. Teinture 1/5, de 4 à 10 gr. Sirop, 1 partie de teinture, 10 parties de sirop simple, à prendre par cuillerées à café trois fois par jour. Extrait alcoolique, à la dose de 0 gr. 50 à 1 gr. par jour en pilules.

SENECIO CANICIDUS Fl. Mex. — Plante de la famille des Composées; tribu des Sénécionidées.

Syn. — *Yerba del Perro, Yerba de la Puebla.*

Habitat. — Mexique.

Part. empl. — La plante entière.

Comp. chim. — Le professeur Rio de la Loza a isolé un acide, qu'il a appelé acide *sénécique,* et qui est très toxique.

Propr. thér. — Employé comme sudorifique et en applications contre la gale et autres affections cutanées, et contre les ulcérations de la gorge.

Le docteur Onate emploie la poudre de la plante pour combattre les crises d'épilepsie, il prescrit de continuer six mois le même traitement; la dose peut même être élevée, en observant la tolérance du malade.

On l'emploie aussi comme modérateur des affections convulsives graves et tenaces, telles que certaines hystéries, l'éclampsie et les troubles intellectuels.

Contre l'asthme, on peut en faire usage au lieu de Pyridine.

MODE D'EMPLOI. DOSES. — Cachets ou paquets de poudre, à la dose de 2 à 4 grammes; dose maxima, en vingt-quatre heures, 8 grammes.

SETHIA ACUMINATA Arn. — Plante de la famille des Erythroxylées.

HABITAT. — Ceylan.

PART. EMPL. — Feuilles.

COMP. CHIM.—Contient un alcaloïde, la *Séthine*.

PROPR. THÉR. — Bon vermifuge pour les enfants, sans effet narcotique.

MODE D'EMPLOI. DOSES. — Poudre de feuilles, de 60 à 75 centigrammes. Extrait fluide, de 50 à 75 centigrammes.

SICKINGIA RUBRA Schum. — Plante de la famille des Rubiacées.

SYN. — *Arariba*.

HABITAT. — Brésil.

PART. EMPL. — Écorce de la tige.

COMP. CHIM. — Rieth et Wohler ont retiré un alcaloïde sans oxygène, $C^{23}H^{20}Az^4$, une grande quantité de tanin, du rouge d'Arariba.

PROPR. THÉR. — Cette drogue est très employée au Brésil comme remède contre les fièvres intermittentes.

MODE D'EMPLOI. DOSES. — Décoction de 60 gr. d'écorce pour 1 litre d'eau, à prendre en vingt-quatre heures.

SIDA CORDIFOLIA L. — Plante de la famille des Malvacées.

HABITAT. — Inde.

PART. EMPL. — Racines, feuilles.

PROPR. THÉR. — Les médecins hindous prescrivent la racine comme astringente et tonique, et l'emploient dans les maladies nerveuses et des voies urinaires, et les fièvres.

Dans le Concan, les feuilles servent en applications contre les ophtalmies.

Le suc de la racine sert à déterger les ulcères, et, additionné d'eau, on le prend à l'intérieur contre la spermatorrhée.

On la regarde aussi comme aphrodisiaque, fébrifuge, tonique et amer.

Les Portugais de l'Inde la prescrivent comme diurétique, surtout dans les affections rhumatismales, et comme émolliente dans la blennorragie.

MODE D'EMPLOI. DOSE. — Décoction de 60 gr. de racines ou de feuilles pulvérisées dans un litre d'eau.

SIEGESBECKIA ORIENTALIS L. — Plante de la famille des Composées.

SYN. — *Herbe divine, Herbe guérit vite, Herbe de Flacq, Herbe grasse.*

HABITAT. — Perse, Japon, île Maurice, Réunion, Indo-Chine.

PART. EMPL. — La plante entière.

COMP. — Le docteur Auffray a isolé un alcaloïde, qu'il a nommé la *Darutyne*. Poids de cendres = 11,17 0/0.

PROPR. THÉR. — Dépuratif énergique, altérant, sudorifique, d'une grande efficacité dans le traitement des dartres et des ulcères; employé à l'intérieur comme antisyphilitique et contre les affections des organes génito-urinaires.

A l'extérieur, employé contre l'herpès circiné et la teigne faveuse.

MODE D'EMPLOI. DOSES. — Extrait aqueux, 60 centigrammes dans un sirop. Teinture à 1/5, de 4 à 8 grammes.

SIMABA CEDRON Planch. — Arbre de la famille des Zygophyllées-Rutacées.

SYN. — *Simaba de la Guyane.*

HABITAT. — Vénézuéla, Colombie, Brésil, San Salvador, Guyane.

PART. EMPL. — Graine.

COMP. — Lévy a fait l'étude de la graine et a

isolé un alcaloïde, la *Cédrine*, et une grande quantité d'amidon.

PROPR. THÉR. — Tonique, antispasmodique, antipériodique et fébrifuge, employé dans la malaria et les dyspepsies.

Employé comme alexitère contre la morsure des serpents. M. le docteur Saffray, à la Nouvelle-Orléans, et le docteur Bousseau, en France, ont obtenu des cures dans des cas désespérés.

MODE D'EMPLOI. .DOSES. — Comme alexitère : une noix pulvérisée dans 50 grammes de vin blanc, à prendre en une seule fois avec le marc. Usage externe : lavage de la plaie avec une macération d'une noix pulvérisée dans 10 grammes d'alcool. Comme fébrifuge : extrait fluide, de 25 centigrammes à 1 gramme, toutes les vingt-quatre heures. Poudre de graines, de 20 centigrammes à 1^{gr},50.

SIMARUBA OFFICINALIS D. C. — Arbre de la famille des Rutacées; tribu des Simaroubées.

SYN. — *Simarouba, Acajou blanc, Grand bois.*

HABITAT. — Guyane, Inde, Nouvelle-Calédonie, Madagascar, la Réunion.

PART. EMPL. — Écorce de la tige.

COMP. CHIM. — M. Morin a analysé l'écorce de Simarouba et a trouvé de la résine, de l'huile essentielle, une substance amère analogue à la quassine et de l'acide gallique.

PROPR. THÉR. — Le docteur F. Uhle a obtenu de bons résultats dans le traitement de la dysenterie aiguë ou chronique. Après avoir fait évacuer l'intestin par de l'huile de ricin (en cas de besoin, on fera prendre un lavement au tanin ou à l'ipéca), il administre une décoction de 8 grammes de Simarouba dans 170 grammes d'eau, une cuillerée à soupe toutes les deux heures.

Le docteur Hagge et le docteur Gelpke disent que la décoction de Simarouba est encore plus efficace dans les diarrhées estivales des adultes aussi bien que dans celle des enfants ; ils associent à la décoction de 2^{gr},5 pour 70 grammes d'eau, 0^{gr},50 de tanin ; ou encore, ils font macérer 20 grammes d'écorce dans 750 de vin de Bordeaux.

MODE D'EMPLOI. DOSES. — Décoction de 8 gr. dans 170 grammes d'eau. Macération vineuse de 20 grammes dans 750 de vin rouge.

SOLANUM CRISPUM Rz. et P. — Plante de la famille des Solanacées.

SYN. — *Natri*.

HABITAT. — Chili.

PART. EMPL. — Feuilles.

COMP. CHIM. — M. Murillo a extrait un alcaloïde, la *Natrine* ou *Witheringine*.

PROPR. THÉR. — Cette drogue est au Chili d'un usage très répandu, à cause de son action curative dans les fièvres intermittentes ; c'est un tonique amer, excitant l'appétit.

Le docteur Burmeister, d'après E. Merck, a employé cette plante en infusion ou en lavement et a obtenu par dose de 10 grammes un abaissement de température d'un degré.

Aussi ces effets thérapeutiques très accentués et son prix modique ont engagé les médecins chiliens à recommander cette drogue comme succédané de la quinine dans les fièvres intermittentes, et cette recommandation paraît d'autant plus justifiée qu'il n'y a aucun effet nuisible produit en même temps.

Mode d'emploi. Doses. — Décoction, 10 grammes pour 100 grammes d'eau. Teinture 1/5, de 4 à 20 grammes. Extrait aqueux, de 1 à 4 grammes.

SOLANUM PANICULATUM L. — Plante de la famille des Solanacées.

Syn. — *Jurubeba.*

Habitat. — Brésil.

Part. empl. — Feuilles ou suc des feuilles.

Comp. chim. — Contient un mucilage et un principe amer.

Propr. thér. — Altérant, tonique, diurétique, drastique, hydragogue et cholagogue.

Employé dans les fièvres intermittentes, la jaunisse, la gonorrhée, la syphilis. Purgatif très réputé dans les affections du foie et dans l'hypocondrie.

Vulnéraire employé pour guérir les plaies et les ulcères.

MODE D'EMPLOI. DOSES. — Extrait fluide, de 1 à 5 gouttes, quatre fois par jour. Infusion de feuilles, 2 grammes dans 200 grammes d'eau. Usage externe : suc de feuilles, en application sur les plaies.

SOYMIDA FEBRIFUGA A. Juss. — Plante de la famille des Méliacées.

HABITAT. — Inde.

PART. EMPL. — Écorce de la tige.

COMP. CHIM. — Contient une résine amère, du tanin et de l'amidon.

PROPR. THÉR. — Astringent, tonique et antipériodique dans les fièvres intermittentes, la débilité, la diarrhée, la dysenterie, la gangrène, la fièvre typhoïde, les maladies infectieuses et la cachexie.

MODE D'EMPLOI. DOSES. — Poudre d'écorce, 3 grammes, deux fois par jour. Décoction de 80 grammes d'écorce pour 500 grammes d'eau, en gargarismes, injections et lavages.

SPHÆRANTHUS INDICUS L. — Plante de la famille des Composées.

SYN. — *Mundi.*

Habitat. — Inde, Java.

Part. empl. — Plante entière.

Comp. chim. — Contient une essence jaune visqueuse, soluble dans l'eau.

Propr. thér. — A Java, la plante est employée comme diurétique.

Les Hindous la regardent comme anthelminthique.

L'eau distillée est usitée comme aphrodisiaque.

Mode d'emploi. Doses. — Poudre de la plante, à la dose de 2 à 3 grammes, en paquets ou cachets.

SPIGELIA MARILANDICA L. — Plante de la famille des Solanacées.

Syn. — *Racine d'œillet*, *Herbe des vers*.

Habitat. — Amérique du Nord.

Part. empl. — Racine.

Comp. chim. — Contient un principe amer, non cristallisable, une essence, acide tanique, cire, résine. Le principe actif est soluble dans l'eau et l'alcool, insoluble dans l'éther; on l'a nommé la *Spigeline* (poison narcotico-âcre).

Propr. thér. — La racine est employée comme altérant, tonique, cathartique et mydriatique. Son usage principal est contre les ascarides.

Mode d'emploi. Doses. — Extrait fluide, à la dose de 15 à 20 gouttes, trois ou quatre fois par jour pour les enfants. Pour les adultes, la dose est de 3 à 7 grammes en une seule fois.

SPIROLOBIUM AUSTRALE d'Orb. — Plante de la famille des Légumineuses-Mimosées.

SYN. — *Pata de Gallo.*

HABITAT. — République Argentine.

PART. EMPL. — Fruits.

PROPR. THÉR. — Ces fruits ont une action astringente et s'emploient, sous forme d'infusion aqueuse à l'intérieur et à l'extérieur, dans le traitement des diarrhées et de la blennorragie; ils seraient également doués de propriétés abortives.

MODE D'EMPLOI. DOSES. — Infusion, 40 gr. de fruits pulvérisés dans 1 litre d'eau, à prendre en vingt-quatre heures.

STATICE BRASILIENSIS Boiss. — Plante de la famille des Plombaginées.

SYN. — *Guaycurru, Baycurru.*

HABITAT. — Brésil, république Argentine, Chili.

PART. EMPL. — Racine.

PROPR. THÉR. — Le docteur Molina considère cette racine comme le plus astringent du règne végétal et l'emploie contre la dysenterie et les ulcères atoniques.

On l'emploie comme astringent dans tous les cas où le tanin est indiqué.

MODE D'EMPLOI. DOSES. — Teinture 1/5, à la dose de 2 à 4 grammes. Décoction, 10 grammes pour 1000 grammes d'eau, à la dose de 30 grammes pour l'usage interne, en fomentations et lotions à l'extérieur.

STERCULIA ACUMINATA P. Beauv. — Arbre de la famille des Malvacées; tribu des Sterculiacées.

Syn. — *Kola, Gourou, Ouoro.*

Habitat. — Gabon, Sénégal, Soudan, Inde, Antilles.

Part. empl. — Fruit, dit *noix de Kola.*

Comp. chim. — MM. Heckel et Schlagdenhauffen ont étudié la noix de *Kola*; ils ont trouvé du tanin, de la caféine 2, 5 0/0, de la théobromine, du rouge de Kola dédoublable en caféine. M. E. Bourquelot y a trouvé un ferment oxydant.

Propr. thér. — Médicament et aliment d'épargne, étudié par les docteurs Monnet, Dujardin-Beaumetz et Huchard, elle agit sur le cœur comme tonique puissant, elle régularise le pouls, mais c'est un faible diurétique.

Elle est aussi un antidiarrhéique et un puissant stimulant nerveux, usité dans les fatigues physiques et intellectuelles.

Le docteur Hamilton a remarqué qu'en mâchant 1^{gr},50 à 3 grammes de noix de Kola, on observait souvent la cessation du mal de mer au bout de quarante minutes environ.

Mode d'emploi. Doses. — Poudre, de 1 gr. à

3 grammes, en paquets ou cachets. Extrait fluide, de 10 à 30 gouttes. Extrait mou, de 15 à 50 centigrammes. Teinture 1/5, de 2 à 10 grammes. Vin, saccharolé, élixir.

STILLINGIA SYLVATICA L. — Plante de la famille des Euphorbiacées; tribu des Excœcariées.

Syn. — *Racine royale.*

Habitat. — États-Unis.

Part. empl. — Racine.

Comp. chim. — Contient un alcaloïde, la *Stillingine.*

Propr. thér. — Usitée contre la scrofule, la syphilis, la leucorrhée, les affections cutanées, l'incontinence d'urine, les rhumatismes, la bronchite, cette plante agit comme altérant, résolutif, stimulant, tonique et diurétique.

A hautes doses, elle est éméto-cathartique.

Mode d'emploi. Doses. — Poudre, de 1 à 5 gr. Décoction (30 grammes pour 500 grammes d'eau), de 30 à 60 grammes. Extrait fluide, de 15 à 60 gouttes. Teinture 1/5, à la dose de 1 à 2 grammes. Stillingine, de 6 à 15 centigrammes.

STROPHANTHUS HISPIDUS D. C. — Plante de la famille des Apocynacées.

Syn. — *Iné.*

ESPÈCES DIVERSES. — *Strophanthus hispidus,* Guinée et Sénégal.

Strophanthus Kombé, centre de l'Afrique.

Strophanthus glabre, Gabon.

PART. EMPL. — Graine.

COMP. CHIM. — Hardy et Gallois ont découvert dans les aigrettes des semences un glucoside, l'*Inéine.* MM. Catillon, Blondel et Arnaud ont extrait des Strophanthus un glucoside, la *Strophanthine* ($C^{31}H^{18}O^{21}$), soluble dans l'alcool et dans quarante parties d'eau.

PROPR. THÉR. — Le docteur Fraser a employé le Strophanthus en teinture 1/8 et a trouvé qu'il possède des propriétés analogues à la digitale; elle accélère les mouvements du cœur sans contracter les artérioles.

Les docteurs Bucquoy, Dujardin-Beaumetz et Huchard ont employé le Strophanthus avec succès sous forme de teinture 1/5 et d'extrait. Ils ont constaté qu'ils étaient en présence d'un excellent tonique du cœur, aussi actif que la digitale et réellement diurétique. Les résultats sont très bons sur les cœurs fatigués et chez les asystoliques. La diurèse est plus rapide que celle produite par la digitale, mais non moins énergique.

MODE D'EMPLOI. DOSES. — Teinture 1/8 Fraser : 1/20, Martindale : 1/5, Huchard, à la dose de 10 à 15 gouttes par vingt-quatre heures. Extrait hydroalcoolique, à la dose de 1 à 4 milligrammes. Strophanthine, 1/10 de milligramme.

STRYCHNOS GAULTERIANA Planch. — Plante de la famille des Loganiacées.

Syn. — *Hoang-nan.*

Habitat. — Tonkin.

Part. empl. — Écorce de la tige.

Comp. chim. — Contient strychnine, brucine, igasurine.

Propr. thér. — Réputée comme écorce précieuse contre la rage, la lèpre et la morsure des serpents.

Le docteur Barthélemy, de Nantes, a essayé en France ce médicament et a trouvé que, sur un certain nombre de cas de rage, il avait obtenu la guérison. Il a observé que les premiers stades de la maladie suivaient leur cours, mais que l'hydrophobie était évitée, ainsi que la mort.

Mode d'emploi. Doses. — Poudre, à la dose de 75 centigrammes. Extrait hydroalcoolique, à la dose de 30 centigrammes dans les vingt-quatre heures.

STRYPHNODENDRON POLYPHYLLUM Mart. — Plante de la famille des Légumineuses-Mimosées.

Syn. — *Casca de Barbatimao.*

Habitat. — Brésil.

Comp. chim. — Contient beaucoup de tanin.

Part. empl. — Écorce de la tige.

Propr. thér. — Le docteur Peixoto a prescrit avec nous la décoction de l'écorce fraîche ou sa poudre, sous forme de cataplasmes pour exciter les ulcères indolents, et sous forme d'injection dans la leucorrhée ou l'hémorragie passive. La poudre prisée combat les épistaxis.

On l'emploie surtout dans les hémorragies utérines, sous forme de décoction, en usage interne et en injections.

Mode d'emploi. Doses. — Décoction de 20 gr. d'écorces pulvérisées dans 250 gr. d'eau, à prendre par dose de 15 gr. en usage interne et en une fois en usage externe.

SWIETENIA FEBRIFUGA Roxb. — Plante de la famille des Cédrélacées.

Syn. — *Bois de Toon, Quinquina des Indes orientales.*

Habitat. — Inde, Guyane, Antilles, Java.

Part. empl. — Bois, écorce.

Comp. chim. — Nees von Esenbeck a analysé l'écorce et a trouvé une matière résineuse astringente, une matière gommeuse brune astringente, une matière colorante.

Propr. thér. — D'après Blume et Nees von Esenbeck, elle a été employée avec succès contre les fièvres intermittentes et même pernicieuses, et comme tonique dans les fièvres continues.

L'écorce jouit auprès des médecins hindous et javanais d'une très grande réputation comme fébrifuge, ce qui l'a fait dénommer *Quinquina des Indes orientales*.

En Amérique et aux Antilles, l'écorce est employée comme succédané du quinquina.

MODE D'EMPLOI. DOSES. — Poudre d'écorce, en paquets ou en cachets, à la dose de 10 à 20 gr. par jour. Extrait hydroalcoolique, à la dose de 2 à 4 grammes. Teinture 1/5, à la dose de 5 à 10 grammes par jour.

SYMPHORICARPUS VULGARIS Mich.—Plante de la famille des Caprifoliacées.

SYN. — *Arbousier d'Amérique*.

HABITAT. — Amérique du Nord.

PART. EMPL. — Feuilles.

PROPR. THÉR. — Fébrifuge et astringent usité contre les ulcères et la ménorragie. Le docteur Newton la préconise comme altérant et diurétique.

MODE D'EMPLOI. DOSES. — Poudre de feuilles, à la dose de 1 gramme, en cachets, deux à trois fois par jour. Teinture 1/5, à la dose de 2 à 4 grammes.

SYZYGIUM JAMBOLANUM D. C. — Plante de la famille des Myrtacées.

SYN. — *Jambul, Jambol, Jambosie.*

HABITAT. — Inde, Martinique, la Réunion, Nouvelle-Calédonie.

PART. EMPL. — Graine, écorce, feuilles.

COMP. CHIM. — Gerard a retiré des graines une substance cristalline, à laquelle il a donné le nom de *Jambosine.* Formule, $C^{10}H^{15}AzO^3$. Cristaux blancs, sans saveur, fondant à 77°, solubles dans l'éther, l'alcool et le chloroforme, insolubles dans l'eau.

D'après Lyons, le principe actif n'est pas constitué par la Jambosine, mais par une résine qui existe à côté d'un alcaloïde et d'un acide particulier.

M. H. Bocquillon a trouvé dans les graines une essence, une racine, une matière colorante jaune, un glucoside et du tanin. Poids de cendres : 4,3 0/0.

PROPR. THÉR. — M. Bancha préconise les graines pour combattre le diabète, la disparition du sucre se manifeste dans les quarante-huit heures ; et tant qu'on se sert de cet agent médicamenteux, on peut impunément faire usage d'une alimentation amylacée.

M. Scott prétend que sa présence dans l'estomac retarde et diminue l'action saccharifiante de la salive et du suc pancréatique.

Le fruit et l'écorce sont employés dans l'Inde comme astringents dans la dysenterie, la blennorragie et la leucorrhée. Le suc exprimé des feuilles est antidysentérique.

MODE D'EMPLOI. DOSES. — Fruit pulvérisé, 30 centigrammes, trois fois par jour en cachets. Capsules gélatineuses contenant 12 centigrammes de poudre, de 2 à 6 par jour.

TABERNŒMONTANA CITRIFOLIA L. — Plante de la famille des Apocynacées.

SYN. — *Bois laiteux fébrifuge, Arbre laiteux des Antilles.*

HABITAT. — Antilles, la Réunion, Guyane, Inde.

PART. EMPL. — Suc de la tige, feuilles, écorce.

PROPR. THÉR. — On emploie comme fébrifuge le suc laiteux, enrobé de beurre de cacao pour empêcher la causticité, à la dose de 1^{gr},250, au commencement de l'accès de fièvre. On donne de plus des bains, à la dose de six poignées de feuilles par bain. Le docteur Nidié emploie l'écorce comme puissant antipériodique, en administrant la teinture 1/5.

Poupée-Desportes préconisait aux Antilles le suc concret de la plante en pilules, et l'écorce en décoction, contre les fièvres intermittentes.

MODE D'EMPLOI. DOSES. — Suc concret de la tige, en pilules de 0^{gr},20, à la dose de 3 à 6 par jour. Décoction de 60 grammes d'écorce pour

1 litre d'eau. Teinture 1/5 d'écorce, à la dose de 10 à 15 gouttes, trois fois par jour.

TABERNŒMONTANA UTILIS Arn. — Plante de la famille des Apocynacées.

Syn. — *Hya-Hya.*

Habitat. — Guyane.

Propr. thér. — Le suc qui découle de cette plante est comestible, nutritif, agréable au goût, semblable au lait de vache et utilisé comme tel par les indigènes; il contient des principes albuminoïdes nutritifs et assimilables.

Poupée-Desportes recommandait le suc des-séché comme fébrifuge.

Mode d'emploi. Doses. — Le suc desséché est roulé en masse pilulaire et divisé en bols, dont on donne un toutes les heures contre la fièvre.

TALAUMA MEXICANA Don. — Plante de la famille des Magnoliacées.

Syn. — *Yoloxochilt.*

Habitat. — Mexique.

Part. empl. — Fleurs, écorce et graines.

Comp. chim. — Le docteur Armandariz a fait l'analyse des graines et de l'écorce et a isolé un alcaloïde, la *Talaumine,* et un glucoside résineux actif.

Propr. thér. — Les fleurs sont usitées sous forme de teinture ou de vin contre les affections nerveuses ou cardiaques. On fait avec les pétales une infusion théiforme.

Le docteur Terrès a observé que l'écorce en décoction augmente l'amplitude du pouls, régularise les contractions du cœur en les retardant, produit l'arythmie quand on prolonge l'usage du médicament en communiquant à l'urine une odeur désagréable.

Mode d'emploi. Doses. — Décoction de 5 gr. d'écorce dans 140 grammes d'eau, à prendre en trois fois.

TANGHINIA VENENIFLUA Poir. — Plante de la famille des Apocynacées.

Syn. — *Tanghuin.*

Habitat. — Madagascar.

Part. empl. — Amande du fruit.

Comp. chim. — M. Arnaud a isolé un corps cristallisé, la *Tanghinine,* soluble dans 200 parties d'eau, soluble dans l'éther et l'alcool; en présence de l'eau, il se gonfle et donne un mucilage épais et tenace.

Propr. thér. — Son action physiologique et thérapeutique se rapproche de celle du Strophanthus et de l'Ouabaïo.

C'est un poison cardiaque; mais en plus il provoque des convulsions générales, ce qui gêne à son emploi thérapeutique courant.

TAXODIUM MUCRONATUM Ten. — Plante de
la famille des Conifères.

Syn. — *Ahuehuete.*

Habitat. — Mexique.

Part. empl. — Feuilles.

Comp. chim. — Huile essentielle, résine, tanin,
alcaloïde.

Propr. thér. — C'est un médicament héroïque
contre les affections pulmonaires. Le docteur Bulman l'a employé dans les hôpitaux du Mexique
avec succès dans cinquante cas de bronchite et
quinze cas de congestion pulmonaire.

Le docteur Martinez de Campos a guéri avec
cette plante un grand nombre de diarrhées et
même des entérites chroniques, tuberculeuses et
alcooliques.

Le docteur Bulman l'a aussi employé avec
succès contre les rhumatismes et le ténesme anal.

Mode d'emploi. Doses. — Poudre de feuilles,
en cachets, à la dose de 50 centigrammes à 5 gr.
par jour.

TECOMA IPÉ Mart. — Plante de la famille des
Bignoniacées.

Syn. — *Ipé-tabaco.*

Habitat. — Brésil.

Part. empl. — Écorce de la tige.

Comp. chim. — Peckolt a isolé de l'acide chrysophanique.

Propr. thér. — L'écorce d'Ipé est employée au Brésil contre le lichen et beaucoup d'affections de la peau.

Mode d'emploi. Doses. — Décoction de 150 gr. d'écorce concassée pour 1 litre d'eau ; on fait prendre, matin et soir, une tasse de cette décoction concentrée.

TECTONA GRANDIS L. — Plante de la famille des Verbénacées.

Syn. — *Teck.*

Habitat. — Inde.

Part. empl. — Écorce, feuilles.

Comp. chim. — D'après R. Romanis ; résine contenant de la *Tectoquinone*, $C^{18}H^{10}O^2$, fusible à 171°.

Propr. thér. — D'après Endlicher, les feuilles sont purgatives.

La pharmacopée de l'Inde prescrit une pâte faite avec de la poudre d'écorce et de l'eau, contre les inflammations déterminées par les sucs caustiques végétaux. Gibson emploie les graines comme purgatif.

TEPHROSIA TOXICARIA Pers. — Plante de la famille des Légumineuses.

Habitat. — Guyane, Antilles, Tahiti.

Part. empl. — Feuilles, racines.

Comp. chim. — Thompson a isolé un principe cristallisé actif, qui n'est ni un alcaloïde, ni un glucoside, qui est toxique et perd sa toxicité par la chaleur.

PROPR. THÉR. — Les indigènes employaient autrefois les feuilles pour empoisonner les cours d'eau.

En médecine, les feuilles sont employées à la façon de la digitale et peuvent lui être substituées; elles sont en outre purgatives.

Les racines, qui sont purgatives, sont employées contre les hémorroïdes et contre les blennorragies.

MODE D'EMPLOI. DOSES. — Poudre de feuilles de 5 à 10 centigrammes, en macération dans 100 grammes d'eau. — Poudre de racines, à la dose de 50 centigrammes à 1 gramme.

THALICTRUM HERNANDESII Tausch. — Plante de la famille des Renonculacées.

SYN. — *Cozticpatli.*

HABITAT. — Mexique.

PART. EMPL. — Racine.

COMP. CHIM. — M. Al. Urcelay a analysé la racine et a trouvé un alcaloïde, la *Thalictrine,* une résine, matière colorante.

PROPR. THÉR. — La racine de ce Thalictrum a joui d'une grande notoriété auprès des Indiens du Mexique comme remède contre la fièvre jaune.

Hernandez l'indique comme diurétique et contre

8*

les douleurs des reins. On l'administre également contre la diarrhée des enfants.

MODE D'EMPLOI. DOSES. — Décoction de 30 gr. de racine concassés dans 1 litre d'eau. Poudre, en cachets, à la dose de 1 à 3 grammes.

THEVETIA NEREIFOLIA Juss. — Plante de la famille des Apocynacées.

SYN. — *Alelia de Matto, Ahoui, Noix de serpent.*

HABITAT. — Java, Brésil, Inde, Antilles.

PART. EMPL. — Écorce de la tige, graine.

COMP. CHIM. — Blas a isolé un glucoside, la *Thévétine.*

PROPR. THÉR. — Employé à petite dose comme éméto-cathartique.

L'extrait, prescrit contre les fièvres intermittentes dans l'intervalle des accès, empêche le retour de ceux-ci, et il guérit les frissons.

Le Père Labat recommande l'amande du fruit en cataplasme, comme propre à neutraliser le venin du serpent à sonnettes.

L'écorce est employée comme antipériodique dans les fièvres intermittentes, sous forme d'extrait aqueux, à la dose de 1 centigramme.

A forte dose, c'est un toxique stupéfiant énergique.

MODE D'EMPLOI. DOSES. — Teinture 1/5, de 10 à 15 gouttes. Extrait, à la dose de 10 centigr., on ne doit pas dépasser la dose de 25 centigr. d'extrait.

THEVETIA YECOTLI A. D. C. — Plante de la famille des Apocynacées.

Habitat. — Mexique.

Part. empl. — Graines.

Comp. chim. — Herrera a retiré de l'huile par expression. Dans le tourteau, il a isolé un glucoside blanc, cristallisé, la *Thévétosine*.

Propr. thér. — Les Mexicains font usage des graines, principalement contre les hémorroïdes, les maladies cutanées, les ulcères et les tumeurs.

Les Indiens du Mexique emploient les graines pour guérir les morsures du crotale; en cela ils ont la même pratique que les naturels des Antilles et de la Guyane, qui emploient les graines du *Thevetia Ahouï* ou *Noix de serpent*.

Le professeur Herrera a préconisé la Thévétosine comme ayant sur le cœur une action analogue à celle de la digitale ou plutôt à celle de la digitaline.

Mode d'emploi. Doses. — Granules de Thévétosine à 1 milligramme, à la dose de 1 à 2 par jour.

TINOSPORA CORDIFOLIA Miers. — Plante de la famille des Ménispermacées.

Syn. — *Gulancha*.

HABITAT. — Inde.

PART. EMPL. — Tige et racine.

COMP. CHIM. — Fluckiger a trouvé un alcaloïde analogue à la berbérine et un principe amer incristallisable.

PROPR. THÉR. — Tonique, diurétique, antipériodique, inscrit dans la pharmacopée de l'Inde. Il augmente la pression artérielle.

On le prescrit contre les rhumatismes, la dyspepsie, les fièvres, les affections du foie.

Il est très bon tonique, dans les convalescences longues.

Les Hindous l'emploient à l'intérieur contre la morsure des serpents.

MODE D'EMPLOI. DOSES. — Infusion de 30 gr. de tige dans 600 grammes d'eau, à prendre en trois à six doses. Teinture 1/5, de 4 à 8 grammes. Extrait aqueux, à la dose de 2 grammes par jour en pilules.

TODDALIA ACULEATA Pers. — Plante de la famille des Rutacées-Xanthoxylées.

SYN. — *Racine de Jean Lopez, Pied de poule, Bois de ronce.*

HABITAT. — La Réunion, Inde, Madagascar, Martinique.

PART. EMPL. — Racine, écorce de la tige, feuilles.

COMP. CHIM. — M. H. Bocquillon a fait l'analyse de cette racine, il a trouvé : cendres 2^{gr},60 pour la racine, 5^{gr},7 pour la tige ; huile essentielle, résine, tanin 1^{gr},5 0/0, et un alcaloïde en notable quantité, que M. Bocquillon a nommé *Toddaline*.

PROPR. THÉR. — D'après Roxburgh, l'écorce fraîche est administrée par les médecins hindous pour combattre la fièvre rémittente.

La racine est inscrite dans la pharmacopée indienne comme antipériodique, tonique et stimulante. On la prescrit contre la débilité constitutionnelle, dans la convalescence des fièvres.

A la Réunion, on emploie la tige comme fébrifuge et amer.

La racine est employée, en Hollande et dans les colonies hollandaises, comme antidiarrhéique.

Les feuilles fraîches sont employées contre les douleurs abdominales. On peut leur adjoindre la médication ferrugineuse.

MODE D'EMPLOI. DOSES. — Teinture 1/5, de 6 à 20 grammes par jour. Infusion de racines ou de tiges (10 grammes pour 100 grammes d'eau), de 30 à 60 grammes deux ou trois fois par jour.

TRADESCANTIA ERECTA Jacq. — Plante de la famille des Commélynacées.

SYN. — *Yerba del pollo*.

HABITAT. — Mexique.

PROPR. THÉR. — Astringent puissant, employé

comme hémostatique dans les hémoptysies, et autres hémorragies.

TRAGIA VOLUBILIS L. — Plante de la famille des Euphorbiacées.

Syn. — *Liane brûlante.*

Habitat. — Antilles, Amérique du Sud.

Part. empl. — Racines.

Propr. thér. — Altérant et sudorifique puissant, employé dans les maladies vénériennes.

Le suc est employé pour détruire les ulcères.

Mode d'emploi. Doses. — Décoction de 30 gr. de racines dans un litre d'eau, à prendre par verrées en vingt-quatre heures.

TRIANOSPERMA FILICIFOLIA Márt. — Plante de la famille des Cucurbitacées.

Syn. — *Tayuyà.*

Habitat. — Paraguay, Brésil.

Part. empl. — Racine.

Comp. chim. — M. Yvon a extrait un alcaloïde, la *Trianospermine,* et une résine active, la *Tayuyine.*

Propr. thér. — Les principes actifs de la résine sont utilisés dans les cas graves d'hydropisie, de paralysie, les affections cutanées incurables et les accidents tertiaires de la syphilis.

Mode d'emploi. Doses. — Poudre de racine,

12 à 15 centigrammes. Décoction ou infusion, 4 grammes dans 125 grammes d'eau. Teinture, de 6 à 15 gouttes.

TRIBULUS LANUGINOSUS L. — Plante de la famille des Rutacées; tribu des Zygophyllées.

Syn. — *Nerings fruit, Burra gokeroo.*

Habitat. — Inde, Cochinchine.

Part. empl. — Fruit.

Propr. thér. — Émollient et diurétique, antispasmodique; employé contre la dyspnée, la colique, la gonorrhée, l'irritation des voies urinaires.

Mode d'emploi. Doses. — Décoction, 50 gr. de fruit broyé dans 500 grammes d'eau et réduisant à 250 grammes de liquide. Infusion, de 8 à 10 grammes dans 500 grammes d'eau.

TURNERA APHRODISIACA Ward. — Plante de la famille des Turnéracées.

Syn. — *Damiana.*

Habitat. — Mexique, Brésil, Jamaïque, Californie.

Part. empl. — Feuilles.

Comp. chim. — D'après une analyse faite au ministère de l'agriculture des États-Unis, les feuilles contiennent p. 0/0 : humidité, 9,05; cendres, 8,37; essence et résine molle, 8,05; résine sèche, 6,40; tanin, 3,45; principes amers, 7.

PROPR. THÉR. — Les feuilles sont employées comme aphrodisiaques et diurétiques dans l'Amérique du Nord; à la Jamaïque, elles passent pour toniques et expectorantes, et au Brésil, pour astringentes.

L'infusion est employée contre la dyspepsie, l'indigestion, les paralysies, les affections de la moelle épinière, des reins, de la vessie, l'albuminurie néphrétique, le diabète.

Le docteur Constantin Paul, avec la teinture à 1/5, a obtenu d'excellents résultats dans l'albuminurie néphrétique consécutive à des scarlatines, et dans l'albuminurie cardiaque.

Le docteur Dujardin-Beaumetz l'a employé comme tonique général dans la neurasthénie et dans l'impuissance.

C'est un tonique nerveux dans l'amaurose, un tonique du système génito-urinaire, stimulant, anticatarrhal, indiqué dans les convalescences lentes.

MODE D'EMPLOI. DOSES. — Décoction, à la dose de 30 grammes par litre. Infusion (10 grammes pour 1000 grammes d'eau), à prendre en huit fois dans la journée. Teinture 1/5, de 3 à 10 gr. Extrait fluide, de 2 à 8 grammes trois fois par jour. Extrait mou, de 15 à 40 centigr.

TYLOPHORA ASTHMATICA Wight et A. — Plante de la famille des Asclépiadacées.

HABITAT. — Inde.

PART. EMPL. — Racines, feuilles.

PROPR. THÉR. — Elle possède des propriétés émétiques, diaphorétiques, expectorantes.

Elle possède toutes les propriétés de l'ipéca, qu'elle peut remplacer avec avantage dans la dysenterie.

On fume les feuilles pour procurer du soulagement dans l'asthme.

MODE D'EMPLOI. DOSES. — Poudre de feuilles, à la dose de 1^{gr},50 à 2 grammes comme émétique et de 15 à 30 centigrammes comme expectorant.

VALERIANA CERATOPHYLLA H.B.K.—Plante de la famille des Valérianacées.

SYN. — *Raiz del Oso.*

HABITAT. — Mexique.

PART. EMPL. — Racine.

COMP. CHIM. — Le professeur Rio de la Loza a trouvé une essence, de l'acide valérianique, un alcaloïde et une résine.

PROPR. THÉR. — Employée contre la céphalée, les névralgies.

Le docteur Zunega l'a préconisée contre l'épilepsie.

Le professeur Rio de la Loza et le docteur Paria en ont obtenu de bons effets dans le typhus avec abaissement notable de température.

Mode d'emploi. Doses. — Poudre, de 4 à 30 gr. Infusion, de 4 à 8 grammes pour 500 grammes d'eau. Teinture 1/5, de 4 à 8 grammes. Extrait fluide, de 4 à 15 grammes. Extrait sec, de 1 gr. à 1^{gr},50.

VANDELLIA DIFFUSA L. — Plante de la famille des Solanacées.

Syn. — *Torenia diffusa* H. B.

Habitat. — Inde, Guyane, Paraguay.

Part. empl. — Feuilles.

Propr. thér. — Excellent vomitif et drastique employé pour combattre la fièvre maligne, la dysenterie et les maladies du foie.

Mode d'emploi. Doses. — Infusion, 15 gr. de feuilles dans 500 grammes d'eau. Extrait aqueux, à la dose de 1 gramme à 1^{gr},50.

VERNONIA NIGRITIANA Old. — Plante de la famille des Composées.

Syn. — *Batiator, Batjenjor.*

Habitat. — Sénégal, Congo, Niger.

Part. empl. — Racine et tige.

Comp. chim. — MM. Heckel et Schlagdenhauffen ont fait l'étude chimique de cette drogue. Ils n'y ont pas trouvé d'alcaloïde, mais un glucoside, la *Vernonine* ($C^{10}H^{24}O^7$), poudre blanche, soluble dans l'alcool et l'eau, peu soluble dans l'éther et le chloroforme.

Propr. phys. — La Vernonine a une action physiologique analogue à celle de la digitaline, mais quatre-vingts fois moindre.

Propr. thér. — Sur la côte occidentale d'Afrique, la racine est employée comme fébrifuge et comme émétique.

VIBURNUM PRUNIFOLIUM L. — Plante de la famille des Caprifoliacées.

Syn. — *Black Horn, Semelle noire.*

Habitat. — États-Unis.

Part. empl. — Racines.

Comp. chim. — Le Viburnum, d'après Kramer, contient de la *Viburnine,* produit résineux, de l'acide valérianique et du tanin.

Propr. thér. — Usitée contre la dysménorrhée et pour prévenir l'avortement et les fausses couches.

Elle est aussi antispasmodique, astringente, diurétique, tonique, sédatif nervin et utérin.

Le docteur Huchard la prescrit généralement associée soit à l'extrait fluide de *Piscidia Erythrina* en cas de douleurs, soit à l'extrait fluide d'*Hydrastis Canadensis.*

Le docteur Monclar prétend qu'il peut donner de bons résultats contre la diarrhée.

Mode d'emploi. Doses. — Extrait fluide, de 30 à 50 gouttes. Teinture 1/5, de 2 à 4 grammes. Extrait mou, de 10 à 20 centigrammes en pilules.

VITEX TRIFOLIA L. — Plante de la famille des Verbénacées.

Syn. — *Kabri.*

Habitat. — Inde.

Part. empl. — Fruit, feuilles.

Propr. thér. — Le fruit est prescrit contre les fièvres intermittentes légères, comme céphalique et emménagogue.

Fleming regarde les feuilles comme le meilleur résolutif dans les rhumatismes extérieurement et intérieurement. D'après Ainslie, les mahométans fument les feuilles à la façon du tabac pour combattre la migraine et les catarrhes.

Roxburgh dit que les feuilles sont usitées comme emménagogues et très utiles dans l'état puerpéral.

Mode d'emploi. Dose. — Infusion de 30 gr. de feuilles pour un litre d'eau.

WITHANIA SOMNIFERA Don. — Plante de la famille des Solanacées.

Habitat. — Inde.

Part. empl. — Racine, feuilles et graines.

Comp. chim. — Le docteur Trabut a isolé un alcaloïde, la *Somniférine.*

Propr. thér. — En applications locales, contre les ulcères, le gonflement des articulations, les rhumatismes et la dyspepsie.

La graine, qui est émétique, est employée

contre les engorgements de la vésicule biliaire.

L'alcaloïde possède des propriétés hypnotiques.

WRIGHTIA TINCTORIA R. Br. — Plante de la famille des Apocynacées.

SYN. — *Codaya-pala.*

HABITAT. — Inde, Ceylan.

PART. EMPL. — Graines, écorce de la tige.

COMP. CHIM. — Stenhouse a isolé un alcaloïde, la *Wrightine* cristallisée. Warnecke a obtenu l'*Oxywrightine.*

PROPR. THÉR. — Les propriétés fébrifuges et antidisentériques du Codaya-pala sont analogues à celles de l'*Holarrhena africana* (Voir ce nom).

Les propriétés thérapeutiques ont été niées par certains auteurs.

MODE D'EMPLOI. DOSES. — S'emploie de la même manière et aux mêmes doses que l'*Holarrhena africana.*

XANTHORRHIZA APIIFOLIA L'her. — Plante de la famille des Renonculacées.

HABITAT. — États-Unis.

PART. EMPL. — Racine.

COMP. CHIM. — Llyod a trouvé dans la racine un alcaloïde, la *Berbérine,* un second alcaloïde, une résine, gomme et dextrine.

PROPR. THÉR. — Cette racine amère est utilisée comme succédané du colombo, du quassia et autres amers toniques.

MODE D'EMPLOI. DOSE. — On le prescrit en poudre, à la dose de 1 à 2 grammes, ou, à dose équivalente, sous forme d'infusion.

XANTHOXYLUM CARIBŒUM Gœrtn. — Plante de la famille des Xanthoxylées.

SYN. — *Clavelier jaune des Antilles, Bois piquant épineux.*

HABITAT. — Toutes les Antilles, Guyane, Colombie.

COMP. CHIM. — Pelletier et Chevallier ont trouvé la *Xanthoxyline* (berbérine).

MM. Heckel et Schlagdenhauffen ont trouvé un alcaloïde, une résine à fonction alcaloïdique.

PROPR. THÉR. — L'écorce est employée, aux Antilles et même en Europe, comme tonique, fébrifuge, diaphorétique, diurétique et stimulant contre les fièvres. On l'emploie à la Martinique contre la morsure des serpents. Les feuilles sont usitées aux Antilles comme vulnéraires, sudorifiques, antisyphilitiques, et contre le tétanos.

Le docteur Barton l'a employé avec succès contre le rhumatisme et la paralysie de la langue.

Le docteur Bellamy affirmait que sa poudre mise sur les ulcères les déterge et les cicatrise.

Le docteur Gallespie vante sa teinture comme fébrifuge et stomachique.

Le docteur Mainuget dit qu'elle égale en action le gaïac contre la syphilis, et qu'il emploie sa décoction. en injection contre la gonorrhée.

Enfin, dans les Antilles, l'écorce constitue un remède populaire contre les maux de dents employée en mastication.

MODE D'EMPLOI. DOSES. — Infusion de 30 gr. d'écorces pour 500 gr. d'eau, une tasse toutes les six heures. Poudre d'écorces, de 0gr,50 à 2 gr. quatre fois par jour. Infusion de 30 gr. de feuilles pour 1 litre d'eau. Poudre de feuilles, 2 gr.

XANTHOXYLUM NARANJILLO Griseb. — Plante de la famille des Xanthoxylées.

SYN. — *Tembetary-mi.*

HABITAT. —-Paraguay, République Argentine, Brésil.

COMP. CHIM. — Domingo Parodi, qui a fait l'analyse de la plante, a isolé un alcaloïde, la *Xanthoxyline*, espèce distincte, et un carbure d'hydrogène, le *Xanthoxylène* ($C^{10}H^{16}$), analogue au pilocarpène et au stéaroptène à odeur de citron.

PROPR. THÉR. — La plante est employée, en République Argentine, comme diurétique, sialagogue, sudorifique, stimulant; elle se rapproche beaucoup du jaborandi.

Les feuilles sont usitées comme aromatiques, vermifuges, antipsoriques.

L'huile essentielle, analogue à l'essence de Petit grain, a dans la matière médicale les mêmes emplois que les essences des Aurantiacées.

XANTHOXYLUM SENEGALENSE D. C. — Plante

de la famille des Xanthoxylées.

SYN. — *Artar.*

HABITAT. — Sénégal.

PART. EMPL. — Racines, tiges.

COMP. CHIM. — Giacosa et Soave ont fait l'analyse de cette plante, et ils ont découvert un alcaloïde, l'*Artarine* ($C^{21}H^{23}AzO^4$), fondant à 240°, et deux autres alcaloïdes, une substance neutre cristallisée ($C^{10}H^{10}O^3$), analogue à la cubébine, et une résine.

PROPR. THÉR. — Le *Xanthoxylum senegalense* figure dans la matière médicale du Sénégal comme médicament sudorifique et stimulant.

La résine provoque sur la langue la même sensation particulière que l'aconitine, et a une action sialagogue.

L'écorce est employée en Guinée contre la goutte.

La racine doit posséder de grandes propriétés thérapeutiques, car elle est l'objet, sous le nom d'*Artar*, d'un échange important sur tous les marchés de l'Afrique, de l'est à l'ouest.

INDEX THÉRAPEUTIQUE

DES PLANTES MÉDICINALES COLONIALES ET EXOTIQUES

ALEXITÈRES

Acanthus ilicifolius.
Aristolochia indica.
Bignonia unguis cati.
Blepharis capensis.
Cassia alata.
Chiococca anguifuga.
Dorstenia brasiliensis.
Entada gigalobium.
Euphorbia pulcherrima.
Fevillea cordifolia.
Lycopus virginicus.

Mikania guaco.
Monsonia ovata.
Petiveria tetrandra.
Rhinacanthus communis.
Rubdeckia angustifolia.
Simaba cedron.
Strychnos gaulteriana.
Thevetia nereifolia.
Thevetia yecotli.
Xanthoxylum caribaeum.

AMERS

Agati grandiflora.
Celastrus senegalensis.
Celtis occidentalis.
Cephalanthus africanus.

Picramnia pentandra.
Sida cordifolia.
Xanthorrhiza apiifolia.

ANALGÉSIQUES

Aconitum ferox.
Buddlea americana.
Caberna montana.
Catha edulis.
Croton multiflorum.

Gelsemium sempervirens.
Gymnema silvestre.
Gymnosperma multiflorum.
Parthenium hysterophorus.
Piscidia erythrina.

ANTI-ASTHMATIQUES

Acalypha indica.
Adahatoda vasica.
Boerhavia diffusa.
Brachycladus Stuckerti.
Cryptochœtes andicola.

Euphorbia pilulifera.
Grindelia robusta.
Lobelia laxiflora.
Senecio canicidus.

ANTI-BLENNORRHAGIQUES

Amarantus spinosus.
Boldoa fragrans.
Dalbergia frondosa.
Dipterocarpus lœvis.
Ephedra nevadensis.
Habzelia ethiopica.
Hysteronica baylahuen.
Jacaranda procera.

Lucuma glycyphlœum.
Piper methysticum.
Plumieria acutifolia.
Plumieria alba.
Sapindus divaricatus.
Schinus molle.
Spirolobium australe.

ANTIDIABÉTIQUES

Actinomeris helianthoïdes.
Anacardium occidentale.
Bidens leucantha.

Rhus aromatica.
Zyzygium jambolanum.

ANTIDIARRHÉIQUES ET ANTIDYSENTÉRIQUES

Ægle marmelos.
Ailantus glandulosa.
Alyxia stellata.
Anona muricata.
Brucea antidysenterica.
Calotropis gigantea.
Celastrus senegalensis.
Celosia nitida.
Celtis madagascarensis.
Coccoloba uvifera.
Diospyros melanoxylon.
Flacourtia cataphracta.
Gardenia florida.

Holarrhena africana et anti-
    dysenterica.
Hymenœa courbaril.
Hysteronica baylahuen.
Jacobinia Mohintli.
Laurus persea.
Lepidium intermedium.
Lucuma cainito.
Lucuma glycyphlœum.
Melastoma septemnervia.
Melia azadirachta.
Monsonia ovata.
Mussaenda landia.

Naregamia alata.
Palicourea densiflora.
Plantago hispidula.
Randia dumetorum.
Rhizophora màngle.
Rhus aromatica.
Rumex hymenosepalus.

Simaruba officinalis.
Spirolobium australe.
Statice brasiliensis.
Taxodium mucronatum.
Thalictrum Hernandesii.
Toddalia aculeata.
Tylophora asthmatica.

ANTIHELMENTHIQUES

Ailantus glandulosa.
Albizzia antihelmentica.
Alstonia constricta.
Alstonia scholaris.
Andira inermis.
Areca catechu.
Artemisia mexicana.
Aspidium spinulosum.
Azadirachta indica.
Chenopodium fœtidum.
Embellia Ribes.
Flemingia grahamiana.

Lawsonia alba.
Liriodendron tulipifera.
Melia azedarach.
Ophioxylon serpentinum.
Pangium edule.
Peganum harmala.
Phrynium Beaumetzii.
Podophyllum peltatum.
Ptelea trifoliata.
Rottleria tinctoria.
Sphæranthus indicus.

ANTINÉVRALGIQUES

Gelsemium sempervirens.
Helenium mexicanum.

Hyænanche globosa.
Valeriana ceratophylla.

ANTI-OPHTALMIQUES

Abrus precatorius.
Ægle marmelos.
Cassia auriculata.
Clibadium biocarpum.

Rabelaisia philippensis.
Sauvagesia erecta.
Scœvola lobelia.
Sida cordifolia.

ANTI-RHUMATISMAUX

Aconitum ferox.
Agati grandiflora.
Aletris farinosa.

Ammi visnaga.
Azadirachta indica.
Cacalia decomposita.

ANTISEPTIQUES

ANTISPASMODIQUES

APHRODISIAQUES

ASTRINGENTS

Geranium maculatum.
Gossypium herbaceum.
Guazuma ulmifolia.
Hamamelis virginiana.
Holarrhena africana.
Hymenœa Courbaril.
Jatropha spatulata.
Mangifera indica.

Monsonia ovata.
Nectandra Pichuri.
Polyporus senex.
Rhizophora mangle.
Statice brasiliensis.
Symphoricarpus vulgaris.
Tradescantia erecta.

CARDIAQUES

Acocanthera Ouabaio.
Amaryllis formosissima.
Antiaris toxicaria.
Apocynum cannabinum.
Aspidosperma quebracho.
Cecropia peltata.
Cereus grandiflorus.

Erythrophlœum guineense.
Liriodendron tulipifera.
Sterculia acuminata.
Strophanthus hispidus.
Talauma mexicana.
Tephrosia toxicaria.
Vernonia nigritiana.

CARMINATIFS

Psychotis Ajowan.

CHOLAGOGUES

Baptisia tinctoria.
Boldoa fragrans.
Chionanthus virginica.
Combretum Rambaultii.
Conyza filagenoïdes.

Hydrastis canadensis.
Leptandra virginica.
Naregamia alata.
Phytolacca decandra.
Podophyllum peltatum.

DIAPHORÉTIQUES

Asclepias tuberosa.
Calotropis gigantea.
Cypripedium pubescens.
Eryngium aquaticum.
Hydrocotyle asiatica.
Lantana camara.
Liatris odoratissima.
Lœselia coccinea.
Mentzelia hispida.
Mikania guaco.

Peganum harmala.
Petiveria tetrandra.
Polypodium sporadolepis.
Senecio canicidus.
Tragia volubilis.
Tylophora asthmatica.
Xanthoxylum caribœum.
Xanthoxylum naranjillo.
Xanthoxylum senegalense.

DIURÉTIQUES

ÉMÉTIQUES

ÉMÉTO-CATHARTIQUES

Cedrela febrifuga.
Cephalanthus americanus.
Colubrina reclinata.
Coptis anemonœfolia.
Cornus florida.
Coscinium fenestratum.
Coutoubea spicata.
Danais fragrans.
Dodonea viscosa.
Elephantropus scaber.
Eryngium fœtidum.
Euphorbia pilulifera.
Exostemma floribundum.
Gardenia florida.
Geissospermum Vellosii.
Gelsemium sempervirens.
Guilandina bonducella.
Holarrhena africana.
Holarrhena antidysenterica.
Hydrastis canadensis.
Hymenodictyon excelsum.
Ixora paniculata.
Jatropha gossypifolia.
Justicia gendarussa.
Kaya senegalensis.
Landia stelligera.
Lantana camara.
Leonotis nepetæfolia.
Leucodendron concinnum.
Liriodendrun tulipifera.
Lodoicea Sechellarum.
Lucuma cainito.

Mammea americana.
Melia azadirachta.
Melia azedarach.
Mussaenda landia.
Nauclea inermis.
Nectandra Rodiœi.
Ochrosia borbonica.
Ophioxylon serpentinum.
Parthenium hysterophorus.
Phyllanthus Ninuri.
Piqueria trinervia.
Plumieria acutiflora.
Plumieria sucuuba.
Psoralea pentaphylla.
Ruellia tuberosa.
Sabattia gracilis.
Salix nigra.
Sarcocephalus esculentus.
Sickingia rubra.
Solanum crispum.
Solanum paniculatum.
Soymida febrifuga.
Swietenia febrifuga.
Tabernæmontana citrifolia.
Tariri pentendra.
Thevetia nereifolia.
Tinospora cordifolia.
Toddalia aculeata.
Vernonia nigritiana.
Wrightia tinctoria.
Xanthoxylum cariboœum.

HÉMOSTATIQUES

Abroma augusta.
Boussingaultia baselloïdes.
Chrysophyllum cainito.

Gossypium herbaceum.
Hydrastis canadensis.

HYPNOTIQUES

Andira inermis.
Anhalonium Levinii.

Arctostaphylos arguta.
Argemone mexicana.

LITHONTRIPTIQUES

ODONTALGIQUES

PARASITICIDES

PURGATIFS

RÉVULSIFS ET VÉSICANTS

SIALAGOGUES

STIMULANTS

TONIQUES

VULNÉRAIRES

Barleria prionitis.
Bursera aptera.
Conyza lobata.
Danais fragrans.
Gymnosperma multiflorum.
Hymenodictyon excelsum.

Indigofera anil.
Mammea americana.
Pandanus odoratissimus.
Parameria vulneraria.
Polypodium sporadolepis.

TABLE DES MATIÈRES

LES CULTURES COLONIALES

PAR

H. JUMELLE

PROFESSEUR A LA FACULTÉ DES SCIENCES
DE MARSEILLE.

2 volumes in-16, avec figures, cartonné. . . 10 fr.

Plantes alimentaires. 1 volume in-16 de 430 pages,
avec 104 figures, cartonné. . . . . 5 fr.
Plantes industrielles et médicinales. 1 volume
in-16 de 357 pages, avec 101 figures, cartonné. . 5 fr.

Le premier volume est consacré aux *Plantes alimentaires*, dans
lesquelles l'auteur comprend les *plantes féculentes* (Dioscorea, Ma-
nihot, Patate, etc.), les *céréales* (Riz, Sorgho, etc.), les *légumes* et
plantes potagères (Gombo, Courge, etc.), les *fruits* (Bananier,
Ananas, Avocatier, Papayer, Oranger, Cédratier, Néflier du Japon,
Kaki, etc.), les *plantes à sucre*, les *épices* et *aromates* (Gingembre,
Vanille, Poivrier, Cannelier, Giroflier, Piment), le *Caféier*, le *Théier*
et le *Cacaoyer*.

Pour chaque plante, l'auteur donne une description de la partie
utilisée, les caractères botaniques généraux de l'espèce, les emplois,
usages indigènes et industriels, et, quand la plante est de rapport,
un résumé des divers modes de culture suivis, rendant ainsi un vrai
service à ceux qui voudraient se livrer à la culture de l'une ou
l'autre de ces plantes, car la culture varie souvent de colonie à
colonie.

Le second volume traite des *Plantes industrielles*, des *Plantes
médicinales, narcotiques et masticatoires*, et des *Plantes fourragères*.

Parmi les plantes industrielles proprement dites, l'auteur envisage
d'abord les *plantes textiles* (Cotonnier, Ramie, Jute, Alfa, Mûrier),
puis les *plantes oléagineuses* (Arachides, Sésame, Palmiste et Cocotier), donnant pour chacune d'entre elles, outre les caractères généraux de la plante, les modes de culture, les moyens propres à l'ob-
tention du produit, les maladies. Un long paragraphe est consacré
aux *plantes à gutta et à caoutchouc*. Les chapitres suivants sont
consacrés *aux plantes à parfums et à vernis*, aux *matières tincto-
riales et tannantes*. Dans le chapitre réservé aux *plantes médicinales*, nous trouvons le Quinquina, l'Anis, le Coca, la Kola et l'Ilex
du Maté. Le Tabac est étudié comme narcotique avec le Pavot. Les
plantes fourragères comprennent beaucoup de graminées.

C'est un vrai traité d'agriculture tropicale que M. JUMELLE a écrit.
Mais c'est un traité dans lequel l'auteur ne s'est pas borné à envi-
sager les plantes de grande culture, et où se trouvent signalées des
plantes qui, sans être de rapport, ont leur utilité.